グローカル
共生社会へのヒント

いのちと健康を守る世界の現場から

星槎大学叢書

1

星槎大学出版会

グローカル共生社会へのヒント

──いのちと健康を守る世界の現場から──

もくじ ◉

まえがき ————————————————————— 7

第1章　様々な国の、いのちと健康についての課題

1－1　世界の保健医療に関する問題　13

1－2　健康に起因するスティグマ　19

1－3　アジアのヘルスケア改革　25

1－4　スウェーデンの発達障がい児・者ケア改革　31

1－5　パブリックヘルス・ワーカーの落とし穴　40

1－6　三つの投票・三つの結果—アメリカ社会の行方をみつめて　44

第2章　世界の中の日本の医療

2－1　ポリオの世界の今　53

2－2　謎に満ちた日本のポリオワクチン接種　58

2－3　市民が変えたワクチン政策　62

2－4　国を超えるウイルス—2009年の新型インフルエンザ　67

2－5　グローバル時代の感染症対策　74

第3章　世界を結ぶ患者会ネットワーク

3－1　脳卒中啓発祭に参加して　83

3－2　障がいや病を持ちながら生きる—フォトヴォイス　88

3－3　筋痛性脳脊髄炎／慢性疲労症候群（ME/CFS）への挑戦　94

3－4　患者の願いとしての病名変更　102

3－5　「障がいは慢性疾患」についての一考察　107

第4章　医療ガバナンス

4－1　制度と現場のコンフリクトを越えて―さまざまな立場を繋ぐ役割　113

4－2　大統領のディナー―人々の声を聴くということ　119

4－3　医療者と患者の協働で医療を変える　125

4－4　世界の主流としての当事者参画　129

4－5　共生から考えるウェルビーイング　134

第5章　フクシマ発、世界へ

5－1　子どもを守る大人の活動―相馬・南相馬再訪　143

5－2　復興の願いは海を越えて　153

5－3　リメンバー・フクシマ（福島を忘れない）　157

5－4　現場からの共生への活動―浜通りのいのちと健康を守る人々　165

おわりに ―――――――――――――――――――――――― 172

＊本書では、自閉症、アスペルガー、自閉症スペクトラムの用語が混在している。その理由は、近年、医学用語としての分類と名称は変更になったが当事者や親の会の名称は旧来のままだからである。ご了承されたい。

まえがき

　私たちは現在、国境を超えたグローバル社会の中に生きています。人や物は、国の境を越えて流動的になり、知識や情報に至っては、インターネットの普及によって世界中を駆け巡っています。

　この様な状況の中で見えてくるのが、それぞれの国による様々な違いです。経済格差はもちろん、人々の幸福観や健康度など、あらゆる領域で顕著な違いが見受けられます。この違いは、国々の政治的、歴史的、文化的背景を反映したものです。それぞれの地域には、長い間に培われた特有の考え方や習慣、制度や仕組みがあるのです。これはローカルなものといえるでしょう。

　それと同時に、国は違っても同じものがあることにも気づくでしょう。こうした相違点と共通性を理解することは、共に生きる社会を創ろうとする国際社会の一員として重要なことだと思います。グローバルな視点とローカルな視点、両方から見るということが大切なのです。そうすると、グローバルとローカルは隔絶されたものではなくて、「グローカル」といわれるように、つながっているものだということも分かってくるでしょう。

　本書では、特に健康やいのちに関するグローバルな世界共通の諸問題に対して、それぞれの地域でローカルに草の根的に取り組んでいる当事者たちの活動に焦点を当てて見てゆきます。そしてこのローカルな当事者たちの営みが、グローバルな当事者たちとのネットワークにつながり、諸問題の解決のための力になりうる可能性があることを見出していきます。このような「グローカル」な人々の営みは、共生社会を考えるヒントになると思います。

　第1章では、いくつかの国のヘルスケアに関するトピックを紹介し、それぞれの国で人々が、よりよい健康、よりよい生き方、そして共に生きる社会を目指して行動している姿を見てゆきます。

今日、医療や健康の分野もグローバル化が進んでいます。移植医療や生殖補助医療を求めて、日本から海外へと向かう医療ツーリズムが行われたり、日本で外国人看護師や介護士が働き始めるようになったりしてきました。また、人の移動が盛んになるにつれて、感染症が拡大するスピードも急速に早まってきましたし、各国によって異なっていた医療水準も標準化の方向に向かっています。医学や公衆衛生学の領域では、国際協力や国際共同研究も行われています。

医療の実践や研究がグローバル化してゆく中で、異なる思想や文化をもつ国々において、私たちはどのように医療や福祉のあるべき姿について考えていったらいいのでしょうか。今後、さらなる議論が必要になってくるでしょう。

第2章では、世界の医療の中における日本の医療について概観してゆきます。一般に日本は先進国と言われていますが、医療や保健の領域ではどうでしょう。

日本は、世界で最も平均余命が長く、乳児死亡率の低い国です。制度としては国民皆保険で、比較的手ごろな値段でだれでも医療が受けられます。また、高額医療に関しては、所得によって一定額を超えた部分は補助が出ることになっています。医療サービスの面でいうと、医療技術も確立されており、比較的高い水準の看護ケアも受けられます。このような側面は、日本の医療の良い点で、世界的にも高く評価されています。

その反面、先進国では必須となっている予防接種が日本ではいまだに任意のままであったり、がんなどの病気の治療薬として先進国で通常に使われている薬が、日本では未承認のため使えなかったりと、いくつかの問題点も指摘されています。ここでは予防接種、特にポリオの予防接種の在り方に関して、日本の特徴、これまでの経過、課題などを概観したいと思います。

第3章では、当事者である患者が、患者会という形でネットワークを作って、病や障がいがあっても、共に生きられる社会を目指している姿を見てゆきます。地域や国ごとに、患者会はたくさんあります。さらに、国を越えて結びつく国際的な患者会もあります。

ここでは、ハンセン病、脳卒中、筋痛性脳脊髄炎／慢性疲労症候群 (ME/CFS) の患者会活動の一端を紹介し、国を超えた患者同士のネットワークについて見ていきます。そして、患者がネットワークを作ることの意味や役割を考えてみます。

　第4章では、人々の健康やいのちを守る医療は、様々な要素が絡み合って成り立っていることを概観します。様々な要素とは、例えば健康保険などの制度という要素、医療費など経済の要素、医薬品や医療機器の開発といった科学技術や医療産業という要素、医師や看護師や介護士などの人的資源といった要素、そして家族や友人や近隣との人間関係という要素などです。

　この様に、医療は様々な要素における多様な主体から成り立っていますが、人々の健康やいのちを守るという共通の目標を持つ諸主体（＝ステークホルダー）が、意見交換をしながら仕組みを作ってゆくことを医療ガバナンスと呼びたいと思います。様々な主体が目標を共有することの重要さが理解できるでしょう。

　第5章では、東日本大震災の当事者—特に福島県の相双地区に関わる人々—の声に耳を傾けながら、震災後の人々の健康やいのちを守るための諸活動を概観していきます。

　被災地には、震災によって大きな被害を受けながらも、互いに助け合いながら生きようとしている地域の人々がいました。そしてそのような地域の人々を支えようと、全国から、そして海外からやってくる支援者たちがいました。こうした姿は、地域と世界がつながっていく「グローカル共生社会」のひとつの現れと捉えることができるでしょう。

　繰り返しになりますが、健康やいのちに関する問題は、それぞれの国の制度や生活水準や医療水準、人々の健康観によって異なっています。よって問題状況への対応も、途上国、新興国、先進国ではそれぞれ異なり、さまざまな取り組みが行われています。健康やいのちというのは、個人的な事柄ではなくて、制度や経済や国民性など様々な社会的な要素によって形作られているのです。しかし、社会は個人が寄り添って成り立つものでも

あります。より良い方向に変えてゆくには、個人が声を上げてゆくこと、人と人がつながってゆくことが決定的に重要なのです。

　共に生きるというのは、いのちを大切に思う様々な主体が、相互行為しながら社会を作っていく営みのことだと思います。これは、国内においても国際社会においても同様でしょう。本書を読んで、共に生きることを目指す人々の実践や考え方を知り、ご自身にとっての「グローカルな共生社会とは何か」を考えるヒントにして欲しいと思います。そして次に、そのために自分は何ができるのかを、是非考えてみてください。

第1章

様々な国の、いのちと健康についての課題

1－1　世界の保健医療に関する問題

国際社会学会大会に参加して

2010年7月11日から17日まで、スウェーデンのイエテボリで第17回国際社会学会大会が開催されました。大会のテーマは「動きの中の社会学（Sociology on the Move）」。流動するこの世界において、社会学の役割とは何かを問うような内容でした。公式発表によると参加者は4,981人。一番多かったのはアメリカで512人、続いてドイツの423人、イギリスの397人、スウェーデンの302人、フランスの231人、日本は205人と6番目でした。

基調講演では、マニュエル・カステル（スペイン）、アラン・トゥレーヌ（フランス）、ウルリッヒ・ベック（ドイツ）など、邦訳もたくさん出している大物社会学者が次々に登壇しました。ちなみにカステルやトゥレーヌは、社会学の中でも特に社会運動（Social Movement）の、ベックはグローバル化やリスク社会論の専門家です。

最も印象に残ったのは、国際社会学会長ミシェル・ウィエビオルカ氏の、「これからの社会は、その社会がどのように変化に対応できるかということで評価される」という言葉でした。このフレーズは、この会議を通じて、学問的にも心情的にも何回も繰り返して思い起こされることになりました。

グローバル社会のローカルな倫理

この学会で私は、「文化横断的な視点からの生命倫理」と「ヘルスケア専門職の再構築」というふたつの部会で研究報告をしました。前者での発表内容は、医療倫理にフォーカスを当てたもので、2004年に公表された「重症障害新生児の治療に関するガイドライン」（別名「話し合いのガイドライン」）を題材に、倫理的意志決定過程の論理と、ガイドラインによる専

門職性の強化と放棄という問題をテーマにしました。

　この部会では研究倫理に関する報告も多く、例えば、途上国で公衆衛生学的調査をする際の現地の人とのインフォームド・コンセントのあり方や、インフォームド・コンセントをとる際の専門的用語がどのくらい被験者に正確に伝わっているのか、などが議論されました。また、ES細胞を使った研究などにおいて、いつから人とみなされるのかといった研究もありました。それぞれの国の研究者が、フランスではガイドライン、イスラム教国ではコーラン、ユダヤ教国では法律（ハラシャ）を参照しながら分析していました。どこからが人かという認識が、各国の文化、法律、宗教によってそれぞれ異なるのだということを、改めて感じました。

　医学研究や公衆衛生学的研究がグローバル化してゆく中で、異なる倫理をもつ国々において、どのように私たちは研究倫理を考えていったらよいのか。これから沢山の議論が必要になるでしょう。

プライドかファンタジーか

　後者「ヘルスケア専門職の再構築」部会での報告は、医療専門職系の部会で、日本におけるナース・プラクティショナー（高度実践看護師）や特定看護師（仮称）の導入をめぐる動きについて行いました。論点は、医療的な部分が多くなるナース・プラクティショナーや特定看護師の導入においては、第一に、他の医療職との専門職的境界が問題になること、第二にケアリング・プロフェッションとして専門職化を推し進めてきた看護集団にとって、医療への職域拡大はジレンマを起こす可能性があるのではないかという内容でした。

　同じ部会では、イギリスの男性社会学者によるICU（集中治療室）で働く看護師の専門性についての報告がありました。彼は、看護師、医師、その他のメディカル・スタッフへのインタビューを基に、専門性の高い看護師は医療的権限（パワー）を拡大しており、それは自他共に認められている状況になっているという分析を紹介しました。

　興味深い報告だったので、私は次のような質問をしてみました。「日本

の場合、看護師はケアの専門家としてのアイデンティティにプライドを持っていると考えられるので、イギリスの看護師がまるでミニ・ドクターのようになっている状況に看護師はジレンマを感じていないのか」。

答えは「No」でした。彼の印象では、もはやイギリスでは、ICUなどで高度な医療を行っている看護師にとっては、ケアリング・プロフェッションというアイデンティティがあるかどうかは問題ではなくなっているというのです。そして、上級医療職として医療的権威を持つ職種であることを認められるほうが大事だと考えられているということでした。看護師がケアの専門家というのは今や、幻想にすぎないという意味で「ファンタジー」なのだそうです。ナイチンゲールの国からの興味深い観察でした。

グローバル化する「身体のレンタル」

面白い部会はたくさんあったのですが、特に印象的だったのは、「文化横断的な視点から見たジェンダー、教育、リプロダクティブ・チョイス（生殖選択）」という部会でのいくつかの報告でした。

インドの女性社会学者の報告では、近年、生殖医療技術や代理母を求めてインドに来る欧米人、とくにアメリカ人が急増しているそうです。理由は、インドではアメリカと比べて、そうした「医療」にかかるコストが、5分の1から10分の1と、非常に安いからです。例えばIVF（体外受精）は、アメリカでは2万4千ドル（約240万円）ですが、インドでは3千ドル（約30万円）だそうです。そして代理母は、アメリカ国内で依頼すると6万ドル（約600万円）ですが、インドでは1万2千ドル（約120万円）だということです。

そこでは何が起こっているのか。文字通り、女性の身体の国際商品化が起こっているのです。報告者はこれを「女性の身体のレンタル」と言い表していました。私としては「国境を越えた女性の臓器のレンタル」とも言えると思いました。

人が、ひとりの人間としてではなく労働力として商品化されることへの批判は、それこそ社会学が誕生するきっかけのひとつでもありました。し

かし今や、労働力どころか臓器が商品化されています。東南アジア諸国では、欧米人や日本人が、売買された臓器で移植を受ける移植ツーリズムという現象も指摘されています。臓器売買は、ある意味であからさまな形で、人の体を細切れに売買しているものです。一方で、代理母などのリプロダクティブ領域で起こっていることは、女性の体の商品化であるにもかかわらず、それが見えにくい形で行われており、さらに問題は深刻だと思います。

　この報告は、医療ツーリズムという聞こえの良い言葉の中で、人々の欲望のまま、何の議論も規制もなく押し寄せてきている変化に対する、インドの女性からの問いかけでした。変わり行く社会の中で、守るべきものは何かということをしっかり考えたいと改めて思いました。

変化は少しずつ

　学会の良いところは、いろいろなところから来る参加者とのネットワークが作れることです。特に報告者同士は、報告後に緊張から解き放たれて、同志として親しくなれます。生命倫理系の部会では、いつからが人とみなされるかを論じた女性ふたりと、発表が終わったあとに話をして意気投合したので、昼食を共にしました。ひとりはイギリスの大学で博士号をとろうとしているイラン人の女性研究者、もうひとりはイスラエル人の女性研究者でした。

　ご存知のようにイランとイスラエルは対立した緊張関係が続いている状態です。しかし、異国の学会で、和気あいあいとランチのテーブルを囲むことができ、とても平和でうれしい気持ちがしました。

　食事も終わり、それぞれの興味ある部会に行くため別れる際に、「じゃあ、今度はみんなで共同研究でもしましょうか」と呑気に私が言ったら、「とんでもない！そんなことはできない」、と双方から即座に言われました。いきなり冷水を浴びせかけられた気分というのは、このことだと思いました。

　言葉を失った私にイラン人の彼女は、そんなことをしたら、特に自分は危険な目に遭うというのです。それにはイスラエルの彼女も同意していました。記念の写真を一緒に撮ることもできない、と彼女たちは言いました。

イランの彼女は「革命はきらい。すべてを壊すだけだから。私は少しずつ変わればいいと思っている」と言い、イスラエルの彼女も大きくうなずいていました。

彼女たちの社会は、平和を求める人々の声に応えるために、いつ、どのように変ることができるでしょうか。2014 年の国際社会学会は横浜で開催されます。その時までにはふたつの国の対立が和らぎ、みんなで再会できればいいと、切に願いました。

医療社会学も変わる

最後に、医療社会学の将来を考える、という部会についてご紹介したいと思います。これまた大物医療社会学者が何人も登壇する部会でしたが、全体の趣旨は次のようなことでした。

この複雑で多様な医療・保健・健康の世界を理解しようと思ったら、もはや医療社会学の枠内では限界がある。そこで周辺領域である健康科学や社会疫学などへの越境と協働は必須の状況になっている。これは医療社会学の危機であると共に、発展のチャンスである。

実は私も、博士課程を出るまでずっと社会学の講座に所属していましたが、その後は社会学の学部や学科に所属したことはありません。いわゆる学際的（interdisciplinary）な学部に所属してきました。コロンビア大学では公衆衛生大学院社会医学研究学部（Department of Sociomedical Sciences）、ハーバード公衆衛生大学院では国際保健人口学部（Department of Global Health and Population）と社会健康人間開発学部（Department of Social, Human Development and Health）でした。これらと並行して、日本では東京大学の高齢社会総合研究機構（Institute of Gerontology）にも客員研究員として所属していました。

こうした道をたどっているのは、私だけではありません。この部会に参加していた、特に若手研究者の所属を見ると、社会学部でなく医療系研究所や大学の健康科学部や公衆衛生学部という人が何人もいました。

ただし学際的な領域出身の研究者は、研究の足場が脆いという批判もよ

く聞きます。たしかに学際的領域は、さまざまな専門分野に精通した人が集まるからこそ重要なのであって、学際的領域を専門とすることは、実は核となる学問的専門性がないということになってしまうので、発展は難しいと評価されるのです。ですから、学問的専門性を身につけた上で、学際の領域に飛び出してゆく、というキャリア形成過程を考えていくことが重要なのではないかと思います。

　私の場合は、社会学研究者というアイデンティティを大切にしたいと今のところ思っています。そして、「公共性」「市民社会と国家」といったことについて問い続けつつ、変り行く現実世界のさまざまな現象—主に医療や福祉、そして教育に関わること—に寄り添っていきたいと思います。

追加：スウェーデン雑感

　国際社会学会大会は4年おきにしか開かれないので、会期が長く、私は結局10日ほどイエテボリに滞在しました。その間の町の印象は、清潔感があって、道路や交通機関が整備され、人がそれほど多くなく、ゆったり広々としている、というものでした。

　消費税はうわさどおりに高く、食料品は12パーセントで、それ以外のレストランでの食事、服、文具、美術館の入場料などは25パーセントでした。ただし空港から町までのバスは6パーセントだったので、交通機関は少し状況が違うのかもしれません。

　ちなみに消費税の金額はレシートに書いてありますが、店頭での料金表示は消費税も含めた価格が書いてあります。それでも全体としては、日本の物価と比べてそんなに高価という気はしませんでした。スーパーマーケットで、りんごが1個50円足らずというくらいでした。

　この高い税金が、「北欧の福祉」を支えているのでしょうけれど、朝から晩まで——夜11時くらいまで明るく、夜10時まで部会があるので、文字通り晩まで——学会場に詰めていたので、残念ながら有名な「北欧の福祉」を見る機会は今回はありませんでした。またいつか機会があったら訪ねてみたいと思います。

1－2　健康に起因するスティグマ

健康に関するスティグマ・ワークショップ

2010 年 10 月 11 日から 15 日まで、オランダのアムステルダムで健康に関するスティグマ国際研究ワークショップ（The International Research Workshop on Health-Related Stigma）が開催されました。ワークショップの目的は、病気や障がいのある人が差別されたり、疎外されたりする状況を改善するためにどのようなことができるかを、「科学的」に考えてゆこうというものでした。オランダ・ハンセン病救援協会（Netherland Leprosy Relief）が主催で、私も招待されて参加してきました。

スティグマというのは、社会から負わされた「汚名」や「烙印」を意味します。社会学のアーヴィン・ゴッフマンは、スティグマが差別や社会的偏見を生むことを『スティグマの社会学』（1963 年）で指摘しました。このワークショップでは、病気になることそのものではなく、病気に対する差別や偏見をスティグマという視点から問題化して議論したのでした。

参加者は、開催国のオランダはもちろん、イギリスやドイツなどヨーロッパから、ナイジェリアやケニアなどアフリカから、ブラジルやスリナムなど中南アメリカから、そしてネパールやインドネシアやタイなどアジアからなど、文字通り世界中から集まっていました。かれらは病いを持つ当事者の活動家、ＮＧＯ関係者、保健省職員、研究者など様々な立場から、健康に起因するスティグマをなくすために尽力している専門家たちでした。

日本では、ハンセン病回復者の方々による、らい予防法廃止や国家賠償裁判などといった社会的偏見や差別に対して闘ってきた歴史があります。こうした歴史を紹介してきた関係で、日本からただひとりの参加者として私もこのワークショップに臨みました。

科学的研究と事例

　参加者は、研究優先班 Research Priority、スティグマ測定班 Measurement of Stigma、スティグマ削減介入班 Intervention for Stigma Reduction、カウンセリング班 Counseling に分かれて、それぞれの班で「科学的」論文 scientific paper とガイドライン guidelines を作成するという課題に取り組みました。私は介入班に属し、主にスティグマ削減のための「科学的」ガイドラインの作成をすることになりました。どうして「科学的」ということにこだわるかというと、それは実証的な裏付けのある効果的なスティグマ削減活動を行いたいという理由の他に、ＮＧＯや活動家達が活動資金を集める際に、財団や政府などの出資者に納得してもらう理由を提示するためでもあります。

　介入班のメンバーは、ナイジェリアやネパールでのプロジェクト・リーダー、インドネシアの当事者活動家、タイの行政職員、インドとオランダの研究者などでした。最初のミーティングでは、これまでに刊行されたスティグマ削減のための介入研究論文の体系的レビューを行い、それを基にガイドラインを作ることを計画しました。ところが、いきなり私たちは難問に直面しました。

　ワークショップの目的は、「科学的」な根拠のあるガイドラインを作るということなので、対象論文の基準は、統計学的研究デザインに基づくもの、標準的スティグマ測定尺度を使用しているもの、肯定的結果が得られているものとしました。その結果、レビューの対象となる「科学的」な論文は、高所得国（先進国）で、精神障がいに関するスティグマ研究に極端に偏っていることが分かったのです。

　しかし、このワークショップで作ろうとしているガイドラインは、低所得国（途上国）において、ハンセン病や HIV/AIDS などの病気にかかっているために、村の共同の井戸を使えなかったり、地域的・宗教的行事への参加が制限されたりする状況を改善するための指針となるようなものです。そうすると、従来の「科学的」論文は、ほとんど参考にならないので

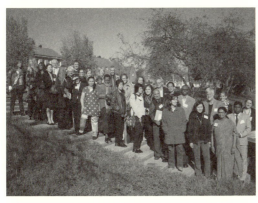

健康に関するスティグマ・ワークショップへの参加者達と。2010年、オランダ。

はないか、ということになったのです。

　そこで議論を重ねた結果、ガイドラインは「科学的」な論文に依拠することにこだわらず、事例研究やそれぞれの現場での経験を参照して、作成していこうということになりました。

カウンセリング、ところ変われば

　介入班では、問題を抱えている人に話を聞く、というカウンセリングも重要なステップと考えて、ガイドラインの初めの項目におこうと考えました。しかし、このカウンセリングに関して、またもや問題に直面しました。

　介入の現場でのカウンセリングは、「専門的」なカウンセリングとは、どうも様子が異なるのです。通常、カウンセリングは、カウンセラーとクライアントが1対1で行うものと考えられています。しかし、実際の現場ではクライアントに当たる対象者の傍には、家族や近親者の誰かがいつもいる状態なのだといいます。特に女性の場合は、どう思うのかと聞かれても、夫や家族に聞かないと分からない、と自分の意見を言わない傾向にあるといいます。つまり、介入しようとする現場では多くの場合、本人以外も同席しているので、通常のカウンセリングというのは成り立たないのです。

　介入班では、本人以外が同席してもよいし、他の人の意見を聞いてもよいから、とにかく本人の気持ちを聞き出せるようにカウンセリングを行う

べきという方針を立てました。しかしこの方針は、1対1で、誰にも邪魔されない本人の気持ちを聞こうとする心理の専門家たちの多いカウンセリング班とは意見が合いませんでした。

またカウンセラーの養成についても、1週間から数週間で十分、これ以上の時間はかけられないというのが介入班の大方の意見でした。しかしこれは、欧米のようにカウンセリング専門家の養成には数年かかるという立場から見れば、全く足りないという意見なのでした。

エンパワーメント・CBR・PRA

いくつかの問題に直面しながらも、それぞれが持ち寄った研究成果や経験やアイディアを議論してすり合わせながら、4日の間で何とか健康に起因するスティグマ削減のための介入ガイドラインの骨格を作りました。それらは、どのように問題を把握するか、どのような支援ができるか、どのような社会的資源を活用できるか、どのように当事者を力づけるか、いかにして地域社会の理解を深めるか、などに関する提案の集積といったものです。

議論の中では、エンパワメント、CBR（Community Based Rehabilitation：地域社会に根ざしたリハビリテーション）、PRA（Participatory Rural Appraisal：現地住民の評価参加、PLA：Participatory Learning and Action：参加型学習行動とも言われる）など、国際援助ではおなじみのキーワードも頻出していました。この援助者と被援助者との相互交流や相互理解という発想は、ブラジルの思想家パウロ・フレイレの「教えるものが教えられ、教えられるものが教える」という教育学を源流にしています。含蓄のある思想で、私も常に心に刻んでいることです。

ただし今日、エンパワメント、CBR、PRAなどのキーワードは、いくぶん手垢が付いた言葉として使うのをためらう人もいます。しかし、どのような援助や介入の仕方なのかを、議論参加者みんなで共有できるという点で重要なので、言葉だけが独り歩きしてしまうことを警戒しつつ、キーワードの基となる思想を十分に理解して、現場の実践に役立てていければ

よいのではないかと思いました。

人は誰でも分かりあえない？

　最終日、ワークショップの閉会式が終わってから、アンネ・フランクの家に行ってきました。通常は入館するのに長蛇の列に並ばなくてはならないようですが、ちょうど閉館1時間前だったので、待つことなくすんなり入れました。

　隠れ家は確かに狭いのですが、思っていたよりは広いという印象を持ちました。しかしこの限られたスペースに、アンネ一家と友人家族の計8人が長期間閉じ込められ、物音にも気を遣わなくてはいけなかったという状況は、想像しただけでも辛くなりました。

　さまざまな思いを抱きましたが、中でもアンネの父、オットー・フランクのビデオ映像の中の言葉は重く響きました。オットーは、アンネの生前、日記を見たことはありませんでした。でも、アンネはよく話をするし、いろいろなことを批評していたので、彼女のことを良くわかっているつもりでした。しかし、アンネの死後この日記を見て、アンネが本当に考えていたことが初めて分かったといいます。オットーは、こう言います。
「結局親は、子どものことなど何一つ分かっていないものなのだ」。

　オットーは、日記を見ることで、初めてアンネを理解することができました。しかし、このオットーの言葉によって、どんなに身近な人であっても、他者を理解することは、果てしなく難しいことなのだと思い知らされました。私たちは、病気を理由にスティグマを負わされて村で生きる人々を、どの程度理解しているのだろうか、重い問いを投げかけられた気がしました。しかし、だからこそ、ますます当事者の声を聴き取ることが重要になる、という思いを新たにしました。

当事者の語りを聴く

　今日、スティグマを負わされて苦しんできた人たちが、その経験を語る

場がいくつか出てきました。たとえば日本では、ハンセン病回復者の方々が、療養施設である多磨全生園に隣接するハンセン病資料館や地域の小中学校などで、体験を語り、偏見や差別をすることの無意味さや残酷さ、人権を尊重することの大事さを訴えています。

　2010年11月には、韓国でハンセン病世界フォーラムが開かれました。日本からも多数の回復者の方が出席して、体験を語り、連帯を呼びかけ、よりよい社会になるよう意見を述べてこられたとのことでした。

　健康に起因するスティグマは、どんな病気であっても、どんな障がいであっても、不思議なほどに生じてきてしまいます。スティグマの源泉は「我々」と「彼ら」を区別する思考で、＜ウチ／ソト＞意識とも言いかえられます。自分とは異なる他者に対する「恐れ」がスティグマを生むのです。

　しかし異なる他者は、確かに理解することは難しいけれど、耳を傾ければ話を聞くことはできると思います。話を聞けば、その人の人物像、その人の苦境を想像することができます。そしてそれは、やがてその人の理解につながってゆくことでしょう。

　そのためには、まずは声を出してもらうことが肝要です。スティグマは、声を出すことをためらわせます。さらに健康状態が悪ければ、話をしたくてもできないということもあります。だからこそ私たちにできることは、そうした人たちが声を発することのできる場を作り、声を聴くことなのでしょう。

1−3　アジアのヘルスケア改革

香港訪問

「アジアの医療制度改革 Health System Reform in Asia」と題する国際
会議が、香港大学で 2011 年 12 月 9 日から 12 日まで開催されました。こ
の会議を主催するのはニュージーランドとオーストラリアの研究者で、
ELSEVIER と Social Science and Medicine という出版社と雑誌がサポー
トし、ロックフェラー財団が協賛していました。アジアは未だ欧米系のリー
ドがないと進まないものかという思いを抱きつつも、ポスターセッション
での発表もあったので、何とか日程を調整して香港に向かいました。

初めて訪れた香港は、活気あふれる光の街でした。深夜 11 時半に着い
た巨大な香港国際空港では、旅行客も空港で仕事をしている人もほとんど
が東洋系で、標識も漢字と英語で書かれていて、香港は中国の一部なのだ
ということを実感しました。空港からリムジンで九龍半島のホテルに到着
するまで、煌々と電燈のついた高速道路、アパート群、ビル群が続きます。

日本は当時、原子力発電所の事故により、電力供給が十分でなくなるこ
とが懸念され、節電が求められていました。この香港の夜景を見て、ふと、
「節電」という意識はなくても大丈夫なのかと思いました。ちょうどクリ
スマス前の時期だからでしょう、いつにも増した電飾の飾りつけが、そん
な懸念を吹き飛ばすかのようにきらめいていました。

ヘルスケア改革の必要性

香港大学は、九龍半島の向かいの香港島にあり、山の傾斜にいくつもの
校舎が位置しています。最寄りの地下鉄の駅からタクシーに乗って、大学
の入り口に降ろしてもらうと、そこから会場の大講堂までは、階段とエレ
ベーターで延々と上ってゆかねばなりません。

大講堂に集まったこの会議の参加者は 500 人くらいで、医療政策、医療経済、医療社会学、公衆衛生などを専門とする研究者や実務家が主でした。一部、医師や看護師の資格を持つ参加者もいましたが、多くは医療系の資格を持ってはいない、社会科学系の専門家たちでした。医療の直接の提供者でなくても、医療の制度や提供の在り方について、意見や提案ができるということをこの会議は示しているようでした。

　基調講演は国連社会開発調査研究所の S. クック氏で、大きく変動を遂げているアジアで、それぞれの国における社会的変化は何であるかを明らかにし、それに応じた保健医療政策を策定することの重要性を指摘していました。アジアの国々においては、近年の急速な経済発展で、ますます貧富の差が拡大しています。医師不足や医療費の高騰が進む中で、すべての人々に平等なアクセスが保証されるように、国民皆保険の導入や、公的保険と私的保険の組み合わせの模索など、各国で様々な医療制度の在り方が試行錯誤されています。基調講演に続いては、そうした試行の具体例として、フィリピンや香港やバングラディシュでのヘルスケア改革の試みが紹介されました。

医療ガバナンス

　会議では、その後も次々に各国のヘルスケア改革の構想や実践が紹介されました。こうした発表を聞いていると、最も重要なキーワードのひとつは「ガバナンス（Governance）」でした。「ガバナンス」というのは、近年社会科学の公共論の領域で注目されている概念で、目標達成のために、官・民を問わず関連する複数の多様な個人や集団や組織がパートナーシップで結ばれながら、管理・運営・調整を連携して行うという考え方のことです。「ガバナンス」には政治的支配という含意はなく、行政（ガバメント）とは異なる社会を運営する原動力として期待されています。

　こうした考え方によれば、医療ガバナンス（Healthcare Governance）を構成する諸主体は、医療提供者（Healthcare Provider）、政府（Government）、研究者（Academia）、市民社会組織（Civil Society

Organization)、企業（Industry）などです。また国際医療ガバナンス（Global Health Governance）という構想もあり、そこには、上記に加えて世界保健機関（World Health Organization）、国際連合（United Nations）や世界銀行（World Bank）などの国際機関、NGO/NPO（Non-Government Organization / Non-Profit Organization）などの参画が望まれていました。

　各主体の参加の仕方や度合いは、それぞれの国の制度、ニーズ、主体の力量、主体間の関係性、文化、歴史的経緯などによって異なってきます。日本においてはどのような「医療ガバナンス」がふさわしいのか、いろいろ考えさせられました。

市民／消費者／患者／当事者の参加

　この会議で、ハーバード公衆衛生大学院における 2008 年から 2010 年までの同僚で、現在は韓国に帰国してソウル国立大学で教鞭をとるジュワンと再会しました。彼は、産婦人科医であり、社会疫学の専門家で、医療市民運動の活動家でもあります。今回の彼の発表は、韓国における「医療市民評議会」の社会実験についてでした。

　彼の研究チームは、インターネットや広報を通じて 114 人の一般市民を参加者として募集しました。そしてまず、韓国の医療制度の方向性としてどのようなものが望ましいかを聞く質問票に答えてもらいました。たとえば風邪の薬は公的保険でカバーできるようにすべきか、臓器移植や高額医療はどうか、保険でカバーされる対象を増やす代わりに保険料を値上げすることに賛成かどうか、などといったことを質問しました。その後、参加者に向けて医療制度に関する 1 日がかりの勉強会を開催し、講師と参加者は熟議（deliberation）をしました。最後に、再び同じ質問票に参加者に答えてもらいました。

　その結果、勉強会や熟議を経た後、人々は、それ以前とは違う意見を持つようになりました。つまり、保険料は安ければ安いほどいいという回答は減り、代わりに支払う保険料が少しくらい上がっても、手厚くカバーされる保険の方がいいと答える人が多くなりました。また、実験的にでも最

先端の医療を受けたいという人は減り、すでに標準化した医療を受けたいという人が有意に増えるようになりました。結論として、市民の医療制度改革への参加は言うまでもなく重要ですが、十分な情報が与えられ、専門家と議論する機会が与えられることで、より良い市民参加が可能になるということでした。

とても共感できる発表でしたが、研究者が開く勉強会そのものが、中立的でありバイアスのかかった内容でないかを十分注意する必要があるのではないか、という疑問がわきました。そこで質疑応答の時間にその疑問をぶつけてみたところ、イギリスからの参加者も疑問を共有してくれました。ジュワンもその通りといい、今後勉強会のプログラムを工夫すること、さらに日本やイギリスなどでも同様の実験的調査をして、共に市民参加の医療を目指してゆこうと約束しました。

ヘルスケア改革の理念と現実

最終日の前日、香港大学に近いセントラル地区のレストランで会議参加者のための晩餐会がありました。時間に余裕があり、歩いていける距離と聞いたので、急な坂道を下ってその場所まで行くことにしました。

その道筋で、昔ながらの香港の下町の風情を満喫できました。色とりどりの野菜が段ボール箱に山盛りになっている市場、切った肉が上から吊り下げられている肉屋、木くらげや魚介の干したものが店からあふれ出るように並んでいる乾物屋、何か判断が付きがたい様々な塊が大きなビンに詰められ薬として売られている伝統医療の店など。道行く人も普段着で、買い物のビニール袋を提げたその町に住むような人ばかりでした。

このような街並みを興味深く歩いている途中で、鼓笛隊の音楽が聞こえてきました。何かと思ってみてみると、鼓笛隊のパレードの後に、さまざまな宗教団体の旗を持った人たちが連なり、デモ行進を行っているのでした。ちょうど私が向かう方向からやってきていたので、ところどころに宗教名の入った旗を持つ人々を含む長い隊列を、目的地に向かいながらずっと見ていくことができました。

隊列が進んでいくと、宗教名だけでなくメッセージが書かれた旗もありました。どれも中国語で書かれていましたが、いくつかの旗には、下の方に英語も書かれていました。どうやらこうした宗教団体は、中央政府から弾圧されているので、デモ行進によって信仰の自由と弾圧の撤廃、人権擁護を訴えていることが分かりました。

そうした旗の一つに、目を閉じて裸で横たわる男性の上半身の写真がありました。その胸から腹にかけては、縦や斜めに数本の長い手術の跡がありました。旗の下には、思想犯として中央政府に捕えられ、死刑となり臓器を摘出された、という趣旨のことが英語で書いてありました。

中国では、政府に反対するような思想や信条を持つ人々が、思想犯として刑務所に入れられ、殺されて臓器移植のドナーにされていることは、以前、コロンビア大学の医療史教授のディヴィッド・ロスマンが雑誌に書いていたので知っていました。男性の写真と解説文を読んで、すぐにこのことを思い出しましたが、実際に犠牲になった人の写真を見て、そしてそれに抗議する人々の列を見て、とても大きなショックを受けました。

市民参加、医療ガバナンス、協働など、会議で熱く語られていた言葉が、あまりにも過酷な現実を前に、急に色あせてくるのを感じました。しかしこうした過酷な現実を変えるためには、人々の命や健康を守るためには、やはり市民も専門家も政治家もみんなが協力していかなくてはならないのだと思い返しました。そして会議の議論を、アカデミアの中に閉じ込めておくのではなく、現場に還元すべきという思いを新たにしました。

アジアのヘルスケア改革への道のり

デモが行われていた場所から10分も歩くと、海沿いの大きなショッピング・モールへの歩道橋がありました。モールを覗いてみると、そこにはシャネルやブルガリやフェラガモ、毛皮や宝石の店、高級スーパーマーケットなどが入っていて、流行の服に身を包んだクリスマスの買い物客でごった返していました。たった10分でこんなにも異なる二つの世界を見せてくれる香港は、この会議が企画された趣旨、すなわち今日ますます広がり

ゆく「格差」に対応すべく医療へのアクセスを平等にしようという動機を、身をもって感じるのに、まさにうってつけの場所でした。

このような「格差」、人権侵害、基本的な医療や薬へのアクセスがなく健康が守られていない状況に、アジアの多くの国々が苦しんでいます。この会議に参加して、日本だけでなく、アジアのヘルスケア改革にも取り組んでいかなければならないと、改めて思いました。

1－4　スウェーデンの発達障がい児・者ケア改革

芽生え始めた発達障がいへの関心

　発達障がいのある子どもの＜生きる＞（Life：生命、人生、生活）を支えることは、今日各所で注目されるようになっています。2012年12月に文部科学省から出された調査結果では、全国の公立小中学校の通常学級に在籍する児童生徒のうち、人とコミュニケーションがうまく取れないなどの発達障がいの可能性のある小中学生は6.5％に上ることが示されました。すなわち、40人学級でいうと、1クラスにつき2、3人の割合になります。実数にすると、推計で全国に約60万人の発達障がいの可能性のある子どもたちがいることになります。

　こうした状況に対して、日本の教育現場では様々な取り組みがなされていますが、そのうちの4割弱の児童生徒は、特別な支援を受けていないといいます。さらに、発達障がいのある子どもにとって重要な、教育と医療や地域社会（福祉や行政）との協働という観点でいうと、まだまだ課題は大きいといわれています。

　スウェーデンでも、発達障がいの分野での取り組みに近年高い関心が集まってきています。そして学校の先生、研究医、臨床医、行政職員、親など、発達障がいに関係する様々な主体が、力を入れて取り組もうとしています。2012年の8月に、スウェーデンの首都ストックホルムを中心に、発達障がい児・者の支援を行っている学校、病院、“ハビリテーション”施設、就労支援施設、親の会などを訪ねました。ここではその時の見聞をレポートします。

スウェーデンの医療福祉の概要

　まずはスウェーデンという国の概要について示します。人口は900万人

（大阪府くらい）で、広さは日本の1.2倍の国です。平均寿命は男性79.1歳、女性83.2歳です。出生率は1.98人で、高齢化率は近い将来に25パーセントに上がると見込まれています。移民は総人口の19.1%（フィンランド、ユーゴスラビアなどから）で、失業率は8パーセントです。国内総生産量（GDP）のランクは世界第14位で、税金は対GDP比で、45.8%です。ちなみに日本のGDPに対する税率は26.9%です。

　次に医療福祉の制度についてです。スウェーデンは、21のランスティン（県）に分けられていて、ランスティンは医療ケアを担当します。また290のコミューン（市町村）があり、コミューンは福祉ケアを担当します。すなわち、医療ケアは比較的大きな自治体を単位（＝県）に、福祉ケアは地域に密着した小さな自治体（＝市町村）を単位として提供されているのです。

　国会議員は4年に一度の選挙で選ばれます。高負担高福祉の国として一般に知られていて、実際に税金は収入の半分くらいという高負担ですので、充実した医療福祉を提供することが、国民から求められている状況です。

障がい者・児福祉の概要

　スウェーデンでは、1960年代終わりから、障がい者も高齢者も自立するための支援が始まりました。ノーマライゼーション（障がいがあっても地域でふつうに生活できるべきという思想と運動）へと、国が率先してかじ取りをしたのです。その理由のひとつとしては、障がい者団体が力を持っていたことが挙げられています。障がいを持つ人々の団体は、デモや政治的ロビー活動などを積極的に行ってきました。

　すでにスウェーデンでは、1944年1月1日に制定されたLSS法（特別援護法。L：権利、S：サービス、S：サポート）があります。LSS法は、一定の機能的な障がいを有する人々の援助とサービスに関する法律です。LSS法では、そうした人々が、普通の人と同じような生活ができるように、行政は環境を整えることを最優先にしなければならないと定めています。また、住居・就労のほか、余暇活動・文化活動においても、差別してはな

らないということもうたっています。

　たとえばLSS法では、以下のような援助が保障されています。すなわち、アドバイスや個人的な支援、パーソナルアシスタントやコンタクトパーソン、レスパイト・サービス（一時的な預かり）やショートステイ住居、子どもや青少年、成人のための特別のケア、また成人の日常活動へのサービスなどです。

　このようなLSS法は、人々の生活条件の平等化と社会への完全参加を促進することを目的とし、その人たちの自己決定権とプライバシーの尊重を基本としています。

医療行政の傾向

　スウェーデンは、近年、高齢者ケアを施設から地域の在宅やグループホームへ移行させようとする政策を掲げてきました。これは、1992年1月に導入されたエーデル改革に表れています。エーデル改革で、高齢者に対する福祉と医療サービスは、統合されて福祉寄りのサービスになりました。医療を担うのが県で、福祉を担うのが市町村でしたから、このことによって市町村の福祉における権限が増えました。

　市町村は、入院や施設介護から在宅介護や看護へと誘導を行いました。その結果、1985年には10万床あった病床が、2009年には2万5千床に減りました。年々高齢者が増えていても、この方針は変りませんでした。

　ここには医療費の抑制も絡んできます。例えば、医療費の支払いは、包括払いになっています。入院が長くなればなるほど、病院の持ち出しになるので、病院側には早く患者を退院させるようなインセンティブが働きます。したがって、在院日数は短縮傾向になっています。例えば85歳の高齢者が股関節手術で入院しても、10日で退院ということになります。出産に関しても、妊産婦は2泊したら家に帰ることになっています。

　その他の医療費削減としては、後発薬である安価なジェネリックの利用が推進されています。実際にスウェーデンでは保険が適用されるのは、基本的にはジェネリックだけになっています。もし患者が先発品を使いたい

場合には、差額は患者が自費で負担します。

障がい児福祉の傾向

　スウェーデンは福祉の国ですので、国民は障がいがある人々のことをよく理解していると思いがちです。しかし、実は一般の人は、ダウン症とか障がい児のことなどは良く知らないということです。このように話してくださったのは、障がいのある子どもの医療ケアの専門家でした。だから、親たち自身も、自分の子どもが障がいがあると分かって初めて、障がいについて学んでいくのだ、と言っていました。

　このような親たちに対して、知識を与えたり、相談したりする専門家がいます。かれらは障がいに関する基本的な知識や、障がいのある子どもの支援の方法を知っていて、親たちが安心するように説明をします。

　この頃では、出生前診断で子どもが生まれる前から障がいが分かることが多くなっています。例えば近ごろ、採血だけでできるダウン症の簡単な出生前診断が可能になりました。デンマークではこの新型の出生前診断を受け入れてゆく傾向にあるので、20年後にはダウン症は生まれなくなると言われています。スウェーデンでも高齢出産の人（35歳以上）は、基本的に産科のクリニックで診断を受けるかどうかが聞かれ、子どもを産む年齢は高くなってきているので、障がいのある子どもが増える可能性が高まっているとのことです。ちなみにスウェーデンでは、親は基本的には既定の週数までは自分の意志で中絶を決定できることになっています。

　ただし、出生前診断に関してはいろいろ問題が指摘されています。実際に、近年、スウェーデンもダウン症の子どもの出生は少なくなっており、このような傾向に反対している人もいます。社会の中に、病気や障がいを持つ方々がいてもいいのではないかと、考える風潮もあります。出生前診断に関わることは、専門家にコンサルティングすることもできますが、まだこの問題については大きな議論にはなっていないとのことでした。

発達障がいを持つ子どもの親の会

　スウェーデンでは発達障がい児・者の親の会の方々とも交流を持ちました。発達障がい関係への施策は、2000年になってから急速に整えられてきましたが、その背景には、発達障がいや自閉症やアスペルガー（自閉症スペクトラムのひとつ）の親の会のアドボカシー活動（当事者の権利を代弁すること）、当事者によるセルフ・アドボカシー活動（当事者自身が権利を主張すること）などがありました。

　ブルシッタさんには、33歳になる発達障がいのある息子さんがいます。彼女は、ストックホルム県自閉症とアスペルガー協会の会員で、筆者の親の会に対する質問に丁寧に答えて下さいました。それによると、この会は、1975年に設立され、メンバー同士のサポートをしたり、機関誌を発行したりしています。会員は約3,000人です。

　この様な親の会の会員は、全国レベルでは1万2,000人に上ります。国の決定に関わったり、政治的働きかけを行ったりしていて、LSS法の制定にも、こうした親の会が大きな役割を果たしてきたとのことです。

親の会と医療者との協働

　スウェーデンでは今日、発達障がいは、早期診断をして、社会性の問題を早く見つけ、その子に合った対応をしていこうという気運になっています。カロリンスカ大学関連クリニックの小児科医によると、自閉症は2～3歳の間に、アスペルガーは5～6歳の頃に見つかるといいます。

　こうしたことが分かってきた背景には、親たちと医療者との協働があったことが指摘されます。これは、カロリンスカ研究所発達障がい能力センター（KIND）のスヴェン・ボルト教授も指摘していました。ボルト氏自身は医師の資格を持っておらず、専門は医療史や医療倫理です。彼は、スウェーデンにおける神経系発達障がい者──自閉症スペクトラム（アスペルガーを含む様々な特徴として現れる自閉症）やADHD（注意欠陥／多

動性障がい）など——のケアの向上を目指して、教育的働きかけ、初期診断、各症状への介入をテーマとしてきました。

センターの特徴は、研究と臨床が両方行われていることです。そして研究を基にガイドラインを作成しています。こうした研究は、医療専門職や福祉や教育の関係者が、互いに連絡を取り合いながら、親の会の支援をしつつ進められてきました。

逆に医療専門職や福祉や教育の関係者たちは、親の会や当事者の団体を支援することによって、行政からの予算を獲得できている側面もあります。つまり親の会の支持を得ることによって、医療専門職は研究費が取りやすくなったりするのです。また、親の会がニーズを示すことで、障がい児教育や福祉における従事者たちの雇用が生れたりするのです。

このように今日、障がいのある子どもに対して、医療・教育・福祉の連携が取られようとしています。この連携は必ずしも最初からうまくいっているわけではなく、始まったばかりです。今後の課題も多いといいますが、実践しようとする姿勢が見られるところに可能性が感じられます。

これは、日本においても援用できる態度ではないでしょうか。発達障がいを持つ子の支援における医療・教育・福祉の連携が、今後、さらに充実することを期待します。

発達障がいを持つ子の教育

ストックホルムには、自閉症スペクトラムの子どもたちのための特別学校として、公立も私立も、それぞれありました。私が訪問したのは私立の特別学校で、スタッフは65名、生徒は85名という規模の学校でした。私立であっても学校への支払いは、親ではなくて市（コミューン）が行います。この学校は、公立では提供できない特別な教育を提供できる所と認められていて、ここでしかふさわしい教育は受けられないと認定された子どもが通っているからです。

この学校は、6歳から中学3年生までの10年間の教育を提供している、株式会社形式で運営されている学校でした。後に書くように職業訓練校も

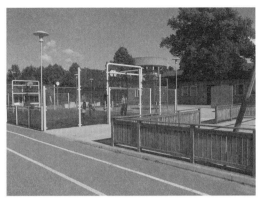

自閉症スペクトラムの子どもたちのための特別学校。2012年、スウェーデン。

経営していました。朝や夜の時間帯、または学校の休みの期間などは学童保育もしています。

　ここでの目標は、社会的な立場での協働作業ができるように準備するというものです。そして、スウェーデン教育法を基にした学校づくりを行っています。子どもたちは、本人、先生、親が共同で策定した、個々の発達に合わせたポートフォリオ（記録集）をそれぞれ持っています。これはアメリカなどで行われている、ＩＥＰ（Individualized Education Program）と近いものです。医師、セラピスト、"ハビリテーション"や特別教授法の担当者など様々な専門性を持つ人々がネットワークも作って、議論や試行錯誤を重ねて今のような形になったのだといいます。学校では、週に１回、校長、副校長、主任教員、心理士、学習担当者でミーティングを行います。そこでは、生徒の持つ問題に対してどんな協働作業を行うべきか、どんなネットワークが必要なのかを話し合って決めています。

　１クラスには６～７人の生徒がいます。印象的だったのは、６歳児クラスの時から、１クラスにつき１人の代表が出て先生たちも出席する会議が、毎月開かれることです。この会議では、実に色々な議論が交わされるといいます。

　小さな子どもですから、自分が好きな食事を出してほしいとか、新しい遊び道具がほしいといった要求を出してくることもあります。そうした要望に対し、栄養の観点から好きなものだけを食事に出すわけではない事や、今までにない遊び道具だから来年度購入しましょうとか、話し合いの中で、

みんなが納得できる結論を導き出していくというのです。

「素晴らしい仕組みですね」とその学校の先生に申しあげたら、「これが民主主義の基本になるのです」と答えて下さいました。

障がい者と職業教育

スウェーデンでは、自閉症の子は普通の学校に行くことも多いですが、専門の施設に行く場合もあります。知的障がいの場合は、例えば高校などでは、料理や手工芸などを学んだりします。また、高校に在籍しながら、企業やお店やレストランなどでインターンとしての経験を積むこともあります。インターンの期間は26週間くらいが目安になるといいます。このインターンの際にタイアップしている企業は、例えば大手家具店のIKEAやハンバーガーのマクドナルドなどです。また、職業訓練の学校で料理や手工芸などを学ぶこともあります。

そこで、前出の特別学校と同系列の職業訓練校も訪ねました。そこでは、クッキーを作ったり、ケイタリングやレストランなどでの仕事を学んだりして、就労へ結びつける訓練をしていました。

こうして学校を20歳くらいで卒業すると3つの道に分かれます。それらは、①就職、②デイセンター、③デイセンターを経て就職、という具合です。高校を卒業しても、すべての人が仕事に就ける訳でなく、就職できる人もいればできない人もいます。あるいは、もう少し訓練をすることで仕事ができる人もいるのです。その子に合った進路を歩み出してゆくのです。ただし、仕事を始められても、続けることはなかなか難しいものだともいいます。

スウェーデンでは、会社は障がい者を何人雇うべき、という法律はありません。全従業員に対する障がい者の割合を決めた方がいいという人も多いのですが、今あるのは差別禁止法だけです。ただし、障がい者を雇用すると、会社は障がい者の給料の8割までを国から補助されます。それでもスウェーデンにおいても、障がい者は健常者よりも失業率が高いということでした

しかしスウェーデンの障がい者は、経済的状態を心配する必要がないといいます。それは、失業したとしても行政が生活の面倒を見ることになっているからです。「障がい者が心配することは、行政のサービスがきちんと行われているかどうかということだけ」。この様に行政当局の方はおっしゃっていました。

　日本でも、幼少期の医療と教育の連携、成人になってからの教育から就労へのスムーズな移行の仕組みが整うのが待たれます。他国の状況を参考にしつつ、日本に合った形で展開されることが望まれます。

1−5　パブリックヘルス・ワーカーの落とし穴

国際保健と援助

　筆者はかつてハーバード公衆衛生（パブリックヘルス）大学院の国際保健学部に所属していました。ここでは、健康に生きることは万人に平等の権利であると考え、途上国での感染症対策、母子保健、健康政策支援などの実践的研究を使命感に燃えて行っている人が何人もいました。国際援助のNPO/NGOの代表を務めたり、現地に足を運んでパブリックヘルス・ワーカーを指導したりすることもよく行われています。ちなみにパブリックヘルス・ワーカーというのは、ここでは公衆衛生業務を行う現地の人々とし、行政職員やNGO職員の両方を含むと定義します。

　かれらからは、母親に保健指導をすることで子どもたちを伝染病から守る仕組みを作ったり、母子手帳を広めたり、地域に保健センターを作ったりするといった国際援助の成果を聞きました。しかし一方で、資金流通の不透明さや援助国と被援助国との連携のまずさといった援助の難しさに関する話を聞くこともありました。

　筆者もこれまでに、途上国の感染症の援助に関して調査研究をしてきましたが、NPO/NGOの活動家たちおよび世界保健機関（WHO）関係者から漏れてくる、援助の裏側の一部を記します。

ある感染症の「制圧」

　例えばある感染症に関して、WHOは2005年までにその病気を世界的に制圧するという目標を2000年に立てました。その感染症は弱毒で薬による治療が可能なので、既に先進国では制圧されています。そしてインドや中国やインドネシアなどアジアの国々、ブラジルやアフリカの国々などでは漸減しているので、一気に制圧しようということになったのです。ち

なみに治療薬は、資金援助をしている財団のおかげで世界中どこでも無料で配られることになっています。

そこで、その感染症の登録者数の多い各国政府、援助している NPO/NGO、資金提供をしている財団、関連医学会や医療協会などは、この目標に向けて活動を始めました。

その結果、インドでは 2001 年から急激にその感染症の患者数が減り始めました。特に 2003 年以降は劇的と言っていいほどに減少しました。どのくらいかというと、2001 年から 2005 年までの 4 年間で、50 万人から 10 万人へ、すなわち 80％も一気に減少したのです。

感染症が制圧に向かうのは本来喜ばしいことなのですが、この急激な減少ぶりは関係者が従来から抱いていた疑惑を再確認し、さらに新たなる疑惑を生むことになりました。

パブリックヘルス・ワーカーの落とし穴（1）―感染症登録者数の過剰

インドに関しては、これまでにも感染症登録者数がなかなか減らないことが、政府や WHO で問題化されてきました。ミャンマーやタイやパキスタンやバングラディシュなどといった国々においては人口比で登録者数が減っているのに、インドだけはなぜいつまでも減らないのかという問題が真剣に語られてきたのです。この感染症患者の登録数はパブリックヘルス・ワーカーたちが申請してきました。

ところが WHO が制圧目標を 2005 年に決めたとたんに急激に減少したのです。これは、かねてからあった憶測、すなわちインドのパブリックヘルス・ワーカーたちは患者数を過剰に登録しているのではないかという憶測を裏付けることになりました。患者がたくさんいるのだから、援助のためにはお金も人も必要なのだと自らの存在意義を示し、感染症対策の予算を得て自分たちの雇用を守ろうとしているというのです。

実際に、WHO と政府の評価委員会が専門家によるモニタリングを繰り返したところ、多くの州で 30％から 45％に及ぶ患者登録の過剰が発見されました。

パブリックヘルス・ワーカーの落とし穴（2）―感染症登録者数の過少

　一方で、インドの患者登録数の激減は別の疑惑の種ともなりました。すなわち2005年までに制圧しなくてはならぬというプレッシャーや、資金援助をしている財団を喜ばせるために、今度は患者数を過少に登録しているのではないかという疑問です。

　あるNPO/NGO関係者によると、WHOの制圧目標発表後、インドのいくつかの地域では、パブリックヘルス・ワーカーが新規患者を登録する際には、政府当局にあらかじめ届け出て許可を得なくてはならなくなったそうです。患者の登録数が多くなることを政府当局は好まないからです。さらには、新規患者の登録をなるべくしないようにと、口頭で通達がなされたケースもあったということです。

　このような操作によって患者登録数は減少しました。しかし、その結果何が起こったかというと、本当にその感染症で苦しむ人たちが患者として登録されなくなり、無料で給付されるはずの薬も与えられなくなってしまったのです。

　WHOや政府という上からの命令に従うために、実際に困っている患者が放置されていることは弾劾されるべきでしょう。

誰のためのパブリックヘルスか？

　このようにパブリックヘルス・ワーカーが落とし穴にはまるケースは、何もインドに限ったことではありません。タイのバンコクでは、同じ感染症の患者登録数を正直に報告したパブリックヘルス・ワーカーが、どうして少なく報告しなかったのだと咎められて、職を奪われたそうです。またフィリピンでは、優良といわれている感染症専門施設で、その優等性を示すために、本当に重症の方が入所を断られていることもあったそうです。

　日本でも、2009年の新型インフルエンザ騒ぎで同じような「過剰」と「過少」に対応する構図が現れてきているようです。「過剰」のほうでいえば、

ものものしい防護服を着たパブリックヘルス・ワーカー（検疫官）が新型インフルエンザの疑いのある方々への対応をしていることが最たるものでしょう。自らの存在意義を示すためパフォーマンスとして演出をしているといわれても仕方のないことだと思います。

　また「過少」の方では、行政のトップが「新型インフルエンザを絶対に封じ込めよ」と指示を出したので、パブリックヘルス・ワーカー（保健所職員）たちは新型インフルエンザの患者を発見しなければいいと曲解し、地域の医師がPCR検査を依頼しても実施しなかったといいます。PCR検査をしなければ、たしかに新型インフルエンザは発見されませんが、そのため生じる社会的不利益を考慮する必要があると思います。

　このような状況を見聞すると、これではいったい誰のため、何のための公衆衛生行政なのか疑問になってきます。パブリックヘルス・ワーカー、そして行政当局をきちんと監視するシステムが必要だと改めて感じました。

1-6　三つの投票・三つの結果
―アメリカ社会の行方をみつめて

アメリカ大統領選

　アメリカのマサチューセッツ州では、2012年11月に3つの投票が行われました。まず一つ目はアメリカ大統領選挙です。アメリカ中が大騒ぎをした選挙でしたが、2012年11月6日に一般投票が行われ、民主党のバラク・オバマ大統領が、共和党のミット・ロムニー候補を破りました。

　大統領選挙は合計で538人の選挙人を争い、過半数の270人を獲得した候補が当選するという仕組みになっています。オバマ大統領は、7日の午前0時に、当選が確実になりました。最終的には、オバマ氏が332人、ロムニー氏が206人の選挙人を獲得するという結果となりました。直前の調査では接戦が予想されていただけに、オバマ陣営の喜びはひとしおだったでしょう。

　この選挙では、前回に引き続いてヘルスケア改革が大きな争点になりました。民主党は国民皆保険を義務付け、既往歴があっても保険に加入できるようにするヘルスケア改革法（Patient Protection and Affordable Care Act）を支持し、推進していこうとしています。一方で共和党は、ヘルスケア改革法に反対しています。共和党側はこのヘルスケア改革法を揶揄の気持ちを込めて「オバマケア」と呼び、撤廃を強く求めています。

　しかし、実は共和党の大統領候補者のロムニー氏は、以前、マサチューセッツ州知事であった時、マサチューセッツのヘルスケア改革法（Massachusetts Health Care Reform Act）を成立させた張本人なのです。

争点としてのヘルスケア改革

　マサチューセッツ州のヘルスケア改革法は、2006年4月12日にロムニー

氏が署名し、翌年 2007 年 7 月 1 日から施行されました。この法律は州民全員に保険を持つことを義務付けています。しかも、税の申告の時に保険に入っているかどうかを調べ、入っていない人は罰金を払わなくてはならないという厳しい制度になっています。

　保険料を払うことが困難な低所得者へは、州が財政的に支援します。その結果、改革法以前の 2005 年に 55 万人いたマサチューセッツ州の無保険者は、施行後の 2008 年には約 11 万人へと急速に減りました。このマサチューセッツ州の改革法は、カイザーファミリー財団とハーバード公衆衛生大学院が 2008 年に実施した調査によると、7 割近くの州民による支持を得ています。

　自らが州知事だった時に成立させ、その後も高い支持を得たマサチューセッツ州のヘルスケア改革法でしたが、ロムニー氏は連邦の大統領として立候補するに当たり、オバマ氏のヘルスケア改革法を真っ向から否定しました。この点については、もちろん一般市民やジャーナリストたちが厳しく追及しましたが、ロムニー氏は州と連邦は違うと繰り返すだけで、納得のいく答えは出しませんでした。この様なロムニー氏の態度に対し、多くのマサチューセッツ州の人々は疑問を感じていました。

　これでオバマ政権は 2 期目に入りますが、この 4 年間に解決されることが期待される課題は沢山あります。いまだに反対する声の大きい医療保険制度、コストが膨らんでいる社会福祉プログラムの改革などは、真っ先に取り組む問題になるとされています。その背景には、年間 1 兆ドルに上る巨額の財政赤字、16 兆ドルに達する債務という問題があります。他にも米議会における民主党と共和党の対立解消、中国の台頭やイランの核問題などを背景に難しさを増す外交問題など、たくさん課題はありそうですが、アメリカがどのような方向性を目指すのか注目されます。

連邦議会選

　ふたつ目は連邦議会選です。2012 年 11 月 6 日の大統領選と同時に連邦議会選も行われました。マサチューセッツ州では、民主党から出馬した、

ハーバード大学の法学教授であるエリザベス・ウォレン氏が上院の議席を獲得しました。この議席は、民主党の大物議員テッド・ケネディ氏の死亡による補欠選で共和党の新人スコット・ブラウン氏に奪われた因縁の議席でしたが、ウォレン氏の当選は、マサチューセッツ州ではじめての女性上院議員としても大きな意味がありました。

ウォレン氏の専門は銀行破産法です。彼女は、クレジット破産や不動産破産など、アメリカの中間層が搾取される形で破産せざるを得ない状況を何とかしようという志で研究を行っていました。2008年のリーマン・ショックの時、ウォレン氏は資産問題救援プログラムの成立を監督し、アメリカ消費者金融保護局の設立にもアドボケーター（権利擁護者）として尽力しました。ウォレン氏は、アメリカの中間層家族のために闘ってきた活動家でもあるのです。

それは彼女の経歴からも読み取れます。ウォレン氏の父親は、彼女が9歳の時に心筋梗塞になりました。勤め先からは仕事の内容を変えられ、減給されました。医療費もかさみ、一家は車を手放し、母も働きに出るようになりました。彼女は9歳からベビーシッターとして働き始め、13歳からはレストランでウェイトレスをしました。

ウォレン氏には3人の男兄弟がいますが、すべて軍隊に入っています。低所得者が教育を受けたり、経済的に自立をしたりするうえで、奨学金が出たり給与が保証される軍隊は手ごろな場なのです。

ウォレン氏は大学を出た後、学校の教師として働きました。結婚して子どもをもうけた後に法律を学び、一時期は法律家として働いた後、大学の法学教師になったというわけです。ハーバードの教授といっても、彼女は、アカデミアの世界だけにいた人ではなく、子どもの頃から現実社会の荒波にもまれ、潜り抜けてきた人物なのです。

こうしてマサチューセッツ州はまた民主党の上院議員を擁するようになりました。連邦全体を見回すと、議会選の結果、上院は民主党が過半数を維持し、下院は共和党が過半数を維持しました。これで議会はいわゆる「ねじれ」状態が引き継がれました。

医師による自殺幇助法（PAS: Physician Assisted Suicide Act）の住民投票

　そして3つ目として、マサチューセッツ州では前二者と同じくらい注目を集める投票が行われました。それは「医師による自殺幇助（PAS）法」、またの名を尊厳死法の可否についてでした。これは、末期がんの当事者や亡くなった方のご家族などを中心に、12万5千人の署名が集められ、住民投票にかけられることになったのです。内容は、余命6か月以内と診断された時に、主治医とカウンセリング医師の承認がある場合に限って、本人が希望すれば医師が致死量の薬物を処方できるというものでした。

　この、「医師による自殺幇助法」を巡っては、賛否の議論が交わされました。最後まで自分の人生をコントロールする権利を主張する陣営、自殺そのものを許さない陣営など、政治的、宗教的、思想的、職業的にさまざまな団体——患者団体、障がい者団体、医療専門職団体——が、それぞれの主張を繰り広げてきました。

　このような状況の中で、マサチューセッツ州医師会からは、自殺幇助法に反対のスタンスを取ることが表明されました。反対の理由は、以下のようなものでした。1）PASは癒すものとしての医師の役割に根本的にそぐわない。2）余命6カ月という確実な診断はできないし、そうした予測は不正確である。3）数か月で死ぬと診断された患者がそれ以上、時には何年も生きるケースも少なくない。4）不十分な説明で患者が意思決定してしまうことへの予防策も、患者が死ぬよう教唆を受けて意思決定することへの予防策も、盛り込まれていない。

　投票後すぐに開票が行われ、日付が変わった2011年11月7日の午前2時、93％開票段階で、反対51％に対して賛成49％となりました。最終的には開票数275万で、合法化成立に38,484票の不足で、マサチューセッツ州での「医師による自殺幇助法」は否決されました。

　ちなみに、アメリカの中で「医師による自殺幇助」法が認められているのは、オレゴン州とワシントン州のふたつの州だけです。2011年にオレゴン州では114人、ワシントン州では70人が、この法律によって合法的

に死を迎えています。この法律を利用した人の特徴としては、ほとんどが白人で、高学歴で、末期のがんを患っていました。

自分たちで決めた責任

オバマ氏は、大統領選の勝利が決まった直後、支持者にメイルでこう呼びかけました。

「あなた方に知って頂きたいことは、この勝利は運命などではない事、偶然の出来事でもない事です。あなた方がこの勝利を導いたのです。I want you to know that this wasn't fate, and it wasn't an accident. You made this happen.」

これは、人々に対して、選んだからには共同責任があるので協力すべきだと言っている事と等しいと思います。ウォレン氏を上院議員に選び、「医師による自殺幇助法」を否決したマサチューセッツ州民にも、同じ言葉がかけられるでしょう。ある道を自分で選んだら、その選択に責任を持つのです。

これは、市民が政治と遠いところにいるのではなく、政治に参画しているという意識を持てる仕掛けであり、アレクシス・ド・トクヴィルが19世紀のアメリカ社会を見聞して著した『アメリカの民主主義』で描かれた伝統的国民性でもあります。

ただし、アメリカでは決して選挙の投票率は高いわけでもありません。それは日本も同様です。しかし民主主義において選挙はとても重要ですから、私たちも市民として候補者の思想や政策をよく知り、自らの課題と照らし合わせて選ぶという、責任のある投票をしたいものです。

＜参考文献・資料＞

・『被抑圧者の教育学』パウロ・フレイイレ著　小沢有作他訳　1979 年　亜紀書房　（原書　Freire,Paulo, 1970, Pedagogia do Oprimido）

・Hansen's Disease Recoverer as a Changing Agent, Leprosy Review, 8, P.5-16. 2010, Hosoda Miwako

・『パブリックヘルス　市民が変える医療社会―アメリカの医療改革の現場から』細田満和子著　2012 年　明石書店

・アジアの医療制度改革会議のホームページ
http://www.healthreformasia.com/（2014 年 3 月 3 日閲覧）

・ディヴィッド・ロスマンが中国の臓器移植について書いた記事　ニューヨーク・レビュー・オブ・ブックス誌より
http://www.nybooks.com/articles/archives/1998/mar/26/the-international-organ-traffic/（2014 年 3 月 3 日閲覧）

・通常の学級に在籍する発達障がいの可能性のある特別な教育的支援を必要とする児童生徒に関する調査結果について　2012 年 12 月 5 日　文部科学省初等中等教育局特別支援教育課
http://www.mext.go.jp/a_menu/shotou/tokubetu/material/__icsFiles/afieldfile/2012/12/05/1328849_01.pdf（2014 年 3 月 3 日閲覧）

第 2 章

世界の中の日本の医療

2-1 ポリオの世界の今

ゲイツ財団のポリオ撲滅キャンペーン

2011年の9月下旬、ワシントンDCにビル＆メリンダ・ゲイツ財団（Bill & Melinda Gates Foundation、以下、ゲイツ財団）のワシントン支部を訪ねてきました。ゲイツ財団は資産規模として3兆円近くを誇り、100以上の国々で教育や保健衛生などの事業や研究に資金提供をしています。公衆衛生業界では、この財団の助成金を得ることに血眼になっていて、ゲイツ夫妻に読んでもらうためだけに本を書いて出版したというハーバードの教授さえいます。どんな財団なのかと、私もかねてより興味がありました。

DCでも名だたる一等地の、セキュリティも万全な豪華なビルに財団はありました。職員の方は、「シアトルの本部は大きいのですがここは手狭で」とおっしゃるのですが、2フロアにわたる広々としたスペースに、モダン・アートがそこここに置いてある素晴らしいオフィスでした。

会議室に通され、職員の方にゲイツ財団の説明をしていただいたのですが、今最も力を入れているのは、「世界のポリオ撲滅」ということでした。過去20年間で世界中でのポリオ発症は99%減少しましたが、なかなか撲滅とまではいかない「あと少し」の状況だというのです。そこでゲイツ財団は「ポリオ撲滅キャンペーン」を行っているというのです。そこでこのキャンペーンの一環として作成したという、ふたつのプロモーション・ビデオを見せてくれました。ひとつは、プロのサッカー選手がゴールを決める姿が次々と映し出され、99%以上のゴールを目指そうというものでした。もうひとつは世界各国の様々な人、大人から子どもまで、一般人から有名人までが、「あと少し」という言葉とジェスチャーを交えて訴えかけるというものでした。どちらも、とても洗練されたクールな出来栄えでした。

ポリオ撲滅への日本の協力

　ゲイツ財団は、ポリオ撲滅に関して日本政府を重要なパートナーとしています。2011年8月15日には東京で、JICA（国際協力機構）理事長の緒方貞子氏が、ビル・ゲイツ氏と、パキスタンにおける「ポリオ撲滅事業」の業務協力協定を締結し、世界におけるポリオ撲滅対策等の強化に向けた戦略的パートナーシップを結ぶことを発表しました。そして同日、パキスタンのイスラマバードでは、大江博駐パキスタン日本国大使とパキスタンのアブドゥル・ワジッド・ラナ経済・統計省経済担当次官が、ポリオ撲滅のために49億9,300万円を限度とする借款契約を締結することを発表しました。

　どうしてパキスタンへの50億円近い円借款がゲイツ財団と関係するかというと、パキスタン政府がポリオ予防接種キャンペーンを着実に実施した場合、ゲイツ財団がパキスタン政府に代わって日本に対して円借款を返済する予定だからだそうです。ちなみにパキスタンでのポリオ撲滅事業の具体的内容は、ワクチンの調達をして、キャンペーンを実施し、5歳未満児の接種率を上げることです。そのために現在、世界銀行、ユニセフ、WHO、ロータリー・クラブなど様々な組織が、いろいろな形で連携を進めています。

日本でのポリオの現状

　ポリオ蔓延国であるパキスタンでは、強固な免疫を付与するために経口の生ポリオワクチンが使用されています。ただし先進国においては、ワクチン接種が功を奏して1970年代には強毒野生株の排除に成功しているので、生ワクチンではなく不活化ワクチン（IPV）が使用されています。

　ここで少し、ポリオワクチンについて解説をします。ポリオのワクチンには、大きく分けて生ワクチンと不活化ワクチンの2種類があります。生ポリオワクチンは、ポリオウイルスの病原性を弱めて作られたものです。つまり、弱めたとはいえウイルスそのものなので、接種するとポリオに罹っ

た時とほぼ同様の、強い免疫ができます。そして稀にですが、実際にポリオに罹った時と同じような症状が出ることがあります。

不活化ワクチンは、ポリオウイルスを殺して、免疫をつくるのに必要な成分を取り出して作られたものです。ウイルスではないので、不活化ワクチンによってポリオに罹ったという報告は今までにありません。

先に生ポリオワクチンが開発され、ポリオの流行を抑えるのに大きな成果をあげました。その結果、自然にかかってしまう野生株のポリオは多くの国で撲滅されました。

ポリオが撲滅された諸外国（主に先進国）は、次第に生ポリオワクチンを使用するのをやめ、不活化ポリオワクチンへと切り替えていきました。生ポリオワクチンによってポリオに罹ってしまうことを防ぐためです。アメリカでは2000年に完全に生ワクチンの投与は停止し、不活化ワクチンになりました。韓国も既に不活化ワクチンに切り替えており、中国やインドも、生ワクチンから不活化への移行中です。

ところが日本では、1980年代以降ポリオが撲滅されているのにもかかわらず、長い間生ワクチンが使われていました。そしてやっと2012年9月になって不活化ワクチンに切り替えられたばかりです。これはどうしてなのでしょうか？

理由は私にも分かりません。どう考えても不可解なのです。ボストンに住んでいた2010年末から、ボストンの広域ポストポリオの会の例会にたびたびお邪魔させて頂いているのですが、ある時、「日本では生ワクチンを使っている」と言ったら、とても驚かれました。「日本はまだポリオ蔓延国なの？」と。

毒性の強い野生株がいまだ存在するポリオ蔓延国ならば、生ワクチンを接種して免疫をつけておく必要があります。しかし、既にポリオが撲滅されている国では、実際にポリオを発症してしまう危険性もある強力な生ワクチンでなく、安全性が確立されている不活化ワクチンで十分だ、というのが世界の常識なのです。ですから、日本でポリオ撲滅後も生ワクチンが使われていたという事実は、世界の人たちの目から見たら非常に驚くべきことなのです。

神奈川県の決断と政府の批判

　日本の多くの場所で生ワクチンが使用されていた 2011 年 10 月 15 日に、神奈川県が不活化ポリオワクチンを独自に輸入して、希望する県民に接種する方針を固め、年内に実施する予定というニュースが飛び込んできました。神奈川県では当時、ワクチン接種率が低下し、1 万 7 千人が無接種者であったといいます。神奈川県知事の黒岩祐治氏は、中国の新疆ウイグル地区で野生株由来のポリオの集団感染が報告されたことに危機感を持ち、無接種者にワクチン接種を促そうとして不活化ワクチン接種の実施を決断したのだといいます。

　その頃、ポリオの会や一部の小児科医の働きかけのおかげで、生ポリオワクチンによって、毎年 100 万人に 2 〜 3 名程度が実際にポリオに罹患してしまうこと、それを避けるためには不活化ワクチンを接種すればいいことが、広く知られるようになっていました。それと共に、安全性の高い不活化ワクチンを子どもに受けさせたいと思う親御さんが増えてきました。不活化ワクチンは有料で、医療機関によっても異なりますが 1 回 4 千円から 6 千円で、3 回受けると 1 万 2 千円から 1 万 8 千円になります。生ワクチンなら公費で無料ですが、多くの親御さんが有料の不活化ワクチンを選んでいたのです。

　しかし、不活化ワクチンを輸入して接種できる医療機関の数は十分とは言えませんでした。また厚生労働省はホームページで、不活化ワクチンの導入は「可能な限り迅速に行いますが、早くても 2012（平成 24）年度中」と答えていました。すなわち 2011 年秋の時点では、日本の子どもたちに不活化ワクチンが届けられる体制は、全く整備されていなかったのです。

　このような状況を解消するため神奈川県知事は、利用者に費用は請求しながらも、神奈川県立病院機構と協働して、不活化ワクチンを提供できる体制を準備することを宣言した訳です。ところが、当時の厚生労働大臣である小宮山洋子氏は、2011 年 10 月 18 日の閣議後の記者会見において、神奈川県の対応を「望ましいと思っていない」と批判しました。「国民の

不安をあおって、生ワクチンの接種を控えて免疫を持たない人が増える恐れがある」と。

日本の子どもたちのために

　確かに、ポリオ撲滅への道には、残りあと１％の壁があるといわれています。中国で集団感染が報告されているように、ポリオは未だ終わっていない世界の大問題なのです。従って、日本の子どもたちがワクチン接種をしないでいたら大変なことが起きる、という小宮山氏の発言は分かります。しかし、国内で野生株のポリオが撲滅されているにもかかわらず、ポリオを発症する危険性のある生ワクチンを接種すべきという内容は、理解できないことです。そして、万にひとつでも、生ワクチンでポリオを発症するようなことがあったら子どもに申し訳ないと思うがゆえ、不活化ワクチンを望む親御さんたちの気持ちはとてもよく分かります。

　私の場合、長女は乳幼児の頃、日本で生ワクチンを受けました。その後アメリカに移ったので、次女は不活化ワクチンを受けました。娘たちがワクチンを受けていた頃の、ポリオワクチンに関する私の知識は乏しいもので、生ワクチンの危険性を知ったのは、恥ずかしながら最近になってからのことでした。次女はアメリカにいたからよかったものの、長女の時にはこんな危険性のあることをしたのかと思うと、何事もなくてよかったと胸をなでおろしました。

　しかし、アメリカにいたから心配しないですんだと思うことに、釈然としないものも感じました。どうして日本にいるというだけで、予防接種をしたがためにポリオに罹るかもしれないという心配をしなくてはならなかったのでしょうか。

2－2　謎に満ちた日本のポリオワクチン接種

ワクチン「拒否率」の上昇

　2011年初頭から2012年初頭にかけての日本においては、ポリオワクチンを巡る議論が社会的問題となっていました。すなわち、ワクチンによるポリオ麻痺（ＶＡＰＰ）を避けるために不活化ワクチンを求める親たちと、生ワクチン接種を推奨し続ける政府とのコンフリクト（衝突）が起こっていたのです。

　その結果、何が起こったかというと、ポリオワクチン接種率の低下です。都内で小児科医院を開業されている宝樹真理医師は、渋谷区や港区や世田谷区の接種率は、今や5割に低下しているとおっしゃっていました。予防のためには90%がワクチンを接種している必要があるといいますから、この接種率50%というのは明らかに危機的なものです。

　従来より生ポリオワクチン接種に疑問を呈してきたテレビ制作者の真々田弘氏は、このワクチン接種率の低下を、「ワクチン拒否率」と解釈していました。親にとってみれば、安全性が確立されている不活化ワクチンがあって、諸外国ではすでに何年もルーティンで使われているのに、生ワクチンを打つことで我が子がポリオを発症してしまうことは、絶対に避けたいことなのです。

　しかし、どういう訳か日本では、2012年8月に至るまで生ワクチンでした。アメリカで子育てすると、日本とアメリカで、予防接種の数と回数が全く違うのに驚きますが、一つ一つ調べていくといろんな疑問に出くわしました。ポリオはその一つで、調べれば調べるほど、謎が出てきました。

日本小児科学会の見解

　ワクチン接種率の低下を懸念して、日本小児科学会の予防接種・感染症対策委員会は、2011 年 11 月 14 日に「ポリオワクチンに関する見解」をホームページ上に掲載しました。その冒頭では、こんな風に書かれています。

　「世界的にはまだ野生株ポリオの流行が存在する中、わが国においてはポリオワクチン接種率を高く保つ必要があります。IPV（不活化ポリオワクチン：筆者挿入）が導入されるまでポリオワクチン接種を待つことは推奨できません。」

　そして、生ワクチンによって実際にポリオに罹ってしまうことがあることを明記して、WHOのポジション・ペーパー（方針書）を引用して、こんなことも書いています。

　「世界保健機構（WHO）は生ポリオワクチンによるポリオ麻痺を予防するために、お母さんの免疫が残っている間に初回の接種をするように勧めています」

世界保健機関（WHO）の見解

　この日本小児科学会の見解を読むととても不思議な気がします。というのも、小児科学会が引用した実際のWHOのポジション・ペーパーの当該箇所を和訳すると、このようになります。

　「母親由来の免疫がまだ残っている間に初回の OPV 接種を提供することは、少なくとも理論的にはVAPPを予防するかもしれない。しかしながら、出生時接種の抗体出現割合のデータは非常なばらつきを見せている。低いところではインド（10-15%）、中間値のエジプト（32%）、高いところ

でインドネシア（53%）・・・」

　すなわち、日本小児科学会は「WHO はお母さんの免疫が残っている間に初回の接種をするように勧めています」と書いているのですが、当のWHO は「母親由来の免疫がまだ残っているうちに初回の接種をすることは、少なくとも理論的には予防するかもしれません。しかしそうではないようです」と書いているのです。ここにはかなりのズレを認めざるを得ません。

WHO との違い

　また、同じＷＨＯのポジション・ペーパーには、生ポリオワクチンによるポリオの発症（VAPP）件数は、年間で 100 万人に 4 人と書いてあります。しかし、日本小児科学会の声明では、日本では 100 万人に 1.4 人と書いてあります。

　不思議な点は、まだあります。WHO の世界ポリオ撲滅イニシアティブのスポークスマンであるオリバー・ローゼンバウアー氏は、生ワクチンによってポリオに罹ってしまうことはまさしく害悪なので、「ひとたびポリオの野生株の撲滅を達成できたら、経口ポリオワクチンをルーティンの接種で使用することは中止する必要があろう」と、2011 年 11 月 11 日にオンラインのカナダ医師会誌で語っています。

　これはいまさら新規に言われたことではなく、生ワクチンによって実際にポリオが発生する危険性は従来から言われていたからこそ、ポリオを撲滅した国（日本を除くほとんどの先進国）では次々に不活化ワクチンに切り替えているのです。

生ワクチンによる被害

　現在、世界的にポリオを撲滅しようとする動きが活発で、ロータリー・クラブ、ゲイツ財団をはじめとして、日本の外務省でさえ、莫大な資金を

投入して、キャンペーンをしたり、予防接種を普及させようとしています。そのおかげで、たとえば、かつてポリオ蔓延国であったインドは、WHOの推奨するポリオ撲滅戦略を全面的に受け入れて、2011年1月に1人の患者が発生しただけで、以降、ポリオの発症例は報告されていません。

　ところが日本では、2011年5月に発表されたように、生ポリオワクチンの接種によってポリオに罹ってしまった子どもがいるのです。どうしてこんなことが起きていたのでしょうか。ポリオ発症数をゼロにしたインドとポリオ発症者のいなくならなかった日本との違いはどこなのでしょう。

　謎は深まるばかりです。

2−3　市民が変えたワクチン政策

不活化ポリオワクチンへの9月切り替え

　2012年4月23日に、厚生労働省の招集する第3回不活化ポリオ検討会が国立感染症研究所で開催されました。それに先立つ4月20日に、小宮山洋子厚生労働相が「9月には接種開始できるよう準備を進めていきたい」と発言したからでしょうか、メディアがたくさん入り傍聴席もいっぱいでした。

　最初に厚生労働省の担当者からいくつかの報告がなされました。まず、9月1日から全国一斉に生ワクチンから不活化ワクチンに切り替えての接種開始がアナウンスされました。当初は4月中に承認される見込みのサノフィパスツール社製の不活化ポリオワクチンの単独接種を使用し、やがて11月に承認見込みの4種混合（ジフテリア・百日咳・破傷風の三種混合ワクチンと不活化ポリオワクチン）が加わる形になるという事でした。

　不活化ワクチンの場合、接種は4回（生後3ヶ月から開始して、3週間ずつあけて2回目と3回目を行い、4回目は追加接種）とする事や、生ワクチンを2回受けている人はもう受けなくていい事、生ワクチンを1回受けている人は不活化ワクチンを3回受ける事なども報告されました。不活化ワクチンは、医療機関が個別に打つのでこれまでのような集団接種ではない事にも言及されました。

夏の流行期を乗り切れるか

　この検討会には、座長（医師）と10人の構成員（医師、患者会代表など）、厚生労働省の職員が参加していて、不活化ワクチンの供給、ワクチンスケジュール、同時接種への対応などについて、報告や質疑応答などがされていました。

　その中で、患者会代表の小山万里子氏は、「アウトブレイク（大流行）の危機は、今ここにある」と発言されました。ポリオの流行期は夏である

ことが知られています。しかし、2012 年 9 月から不活化ワクチンが無料
で受けられることになるので、多くの保護者はそれを待ってしまうことが
予想されました。そこで小山氏は、不活化ワクチンを待つ子どもと、生ワ
クチンを打った子どもとの濃厚な接触があったらどうなるか、そこにはポ
リオ感染の危険があると危惧したのです。

　これは何も小山氏だけが心配している訳でなく、ある米国感染症専門医の
医師も指摘していました。また多くの保護者達が、保育園などで感染するこ
とはないのか心配する声をソーシャルメディア上であげたりしていました。
例えば 2010 年に神戸でポリオを発症した男児は、ポリオの予防接種を受け
ていた訳でなくても、ポリオを感染してしまいました。原因は不明というこ
とになっていますが、ワクチン接種者からの二次感染が疑われていました。

　感染症専門医の青木眞氏は、自らのブログに「たった 1 例でも、本来お
こるはずのない感染症がおきたら『アウトブレイク』という」、と書いて
います。これは、アメリカの国立感染症研究所の実地疫学専門家養成コー
ス（FETP）で学んだことだといいます。秋の不活化が始まるまで、ポリ
オ患者が発生しないよう祈る気持ちでカウントダウンしていると、青木氏
もブログに記していました。

「健康危機管理」という思想と実践

　この国では、「アウトブレイク」という危機が起きないためには、祈る
しかないのでしょうか。公衆衛生学の考え方の中には、ヘルス・リスクマ
ネジメントやヘルス・リスクアセスメントという概念があり、個人や集団
に害のある影響を削減していくことは重要なことと考えられています。ポ
リオに関しては、ポリオワクチン接種に伴うワクチン関連麻痺型ポリオ
（Vaccine-Associated Paralytic Poliomyelitis: VAPP）を防ぐことは、世界
保健機構（WHO）のみならず各国が認識しており、いったんポリオ撲滅
国となれば速やかに生ワクチンから不活化ワクチンへ変更しています。

　ポリオに関して第一人者である医師の関場慶博氏は、2012 年 4 月中旬
にインドを訪れ、インドではポリオの発症が 1 年 3 ヶ月も抑えられてい

て、あと1年9ヶ月続けると根絶国と認定されると報告していました。そして、インド都市部では既に不活化ポリオワクチンが有料で接種されていて、2014年にはインド全国で、無料で不活化ポリオワクチン接種が可能となるともツイッターで書いておられました。ポリオ根絶後に直ちに生ポリオワクチンから不活化ワクチンに切り替えるインドのこうした対応は、ヘルス・リスクマネジメントという観点からは、特に称賛される実践ではなくて、当たり前のことなのです。それではずいぶん前（2000年）にポリオ撲滅国になった日本で、どうして不活化ワクチンへの切り替えが行われなかったのでしょう。

数々の警告

　実は日本でも従来から生ワクチンの危険性を指摘し、不活化に切り替えようとする動きはありました。

　例えば、2005年3月に出された厚労省の予防接種に関する検討会の中間報告では、「先進国の多くの国ですでにIPVが導入されており、ポリオ根絶計画の進捗状況に鑑みれば、わが国でも極力早期のIPV導入が喫緊の課題となっている。IPVの早期導入に向け、関係者は最大限の努力を払うべきである」と書いてありました。また、国立感染症研究所感染症情報センターの発行する月報の2008年、「Infectious Agents Surveillance Report」においては、2007年末に北海道で男の子が生ワクチンによってポリオに罹患したケースを検討し、「今後、わが国におけるVAPPの発生リスクを抑えるため、不活化ポリオワクチンの早期導入が必要であると考えられた」と記されていました。

　日本医師会も10年前から不活化の導入を要求してきました。2000年7月、福岡県で発生した生ポリオワクチンによる副反応、および2次感染の事例を受けて、不活化ポリオワクチンの早期導入を強く要望する見解を公表し、その後も一貫して主張し続けてきました。

　それならば、どうして不活化への切り替えがなかなかできずにいたのでしょうか。いろいろな理由が挙げられています。80年代から90年代の

MMR（麻しん・おたふく風邪・風しんの新3種混合）や日本脳炎のワクチン予防接種の被害に対する裁判を抱えていた事、国産ワクチンへのこだわり、不活化ワクチンに切り替えたことで生じるかもしれない問題への危惧など。しかし、既に生ポリオワクチンによるポリオ感染の危険性は専門家も行政も知っていたのですから、警告を発するだけで放置していた責任は重いと言わざるを得ません。

動かない山を動かす

今回、ポリオワクチンに関わってきた中央政府や神奈川県の行政職員、保健所職員の方々にお話を聞く機会がありました。そして、従来の在り方を変えるということが、この国ではとても難しいこと、しかし、きっかけさえあれば変わるという感想をうかがいました。

ひとつの大きなきっかけとしては、既に触れたように2011年10月に神奈川県の黒岩祐治知事が、県内で不活化ポリオワクチンを打てる体制を整えることを宣言し、実施してきたことが指摘されました。国ができないのなら県がやるということで、同県では県立病院の協力の下、県の保健福祉事務所を会場に、希望者に対して有料で不活化ポリオワクチン接種を2011年12月中旬から実施してきました。

神奈川県のある会場を訪ねる機会がありましたが、ゆったりとしたスペースで、保護者の方が安心した様子でワクチンを赤ちゃんに受けさせていました。半数以上の方がカップルで来ていて、子どもの健康に父親も母親も一緒に取り組んでいこうとしている様子がうかがえました。

もうひとつの重要なきっかけは、小山万里子氏が代表を務める「ポリオの会」の活動でした。「ポリオの会」は、もう10年以上も前から不活化への切り替えを求めてきています。ある厚労官僚は「ポリオの会の活動がなかったら、誰もワクチンを変えようとは思わなかっただろう」とおっしゃっていました。

検討会も医師会も問題意識はあり警告を発してきたわけですが、なかなか状況を変えられないでいました。このような中で、患者団体が声を上げることで、やっと変わっていったことは特筆に値すると思います。

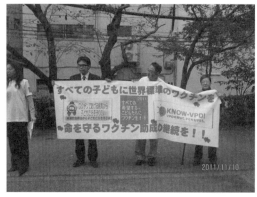

ワクチン・デモ。2011年、東京。

患者会のちから

　2012年9月1日から不活化ポリオワクチンに切り替えることを報告した検討会が終わった後、小山氏は「これでやっと会の本来の活動に戻れる」とおっしゃっていました。

　「ポリオの会」はそもそも、ポストポリオ症候群に悩む患者たちが、病気や障がいとの付き合い方、治療法、社会保障の取得の仕方などを情報交換したり、会員間の交流を深めたりする患者会でした。ところが、生ワクチン由来でポリオになって会の門戸をたたく若い人が後を絶たない現実に業を煮やして、声を上げざるを得なかったといいます。そもそも障がいや病を抱えているのだから、身体的につらいので、闘いたくてやっているわけではないのです。

　不活化ワクチンへの切り替えが決まったとしても、この夏をどう乗り切るのかという問題、未だ世界標準とは隔たりのあるワクチン全体の問題も残っています。3ワクチン（子宮頸がん予防、インフルエンザ菌b型、小児用肺炎球菌）、4ワクチン（水痘、おたふくかぜ、B型肝炎、成人用肺炎球菌）はこれからどうなるのか。同時接種はどのように進められるのか。こうしたことを解決してゆく為に、ポリオの会に限らない、いろいろな患者会の力、いわば市民の力が必要なのだろうと改めて思いました。

2−4 国を超えるウイルス
—2009年の新型インフルエンザ

新型インフルエンザのパンデミック

　2009年4月にメキシコから始まった新型インフルエンザ（H1N1）のことは、皆さんも覚えておられるかと思います。この新型インフルエンザは、メキシコのお隣のアメリカをはじめ、世界的に広まりました。世界保健機関（WHO）は、世界的大流行（パンデミック）を意味する最高度のフェーズ6を宣言し、日本にも大きな影響を与えました。

　テレビでは、道行く人や電車に乗っている人が全員マスクをつけている映像や、ものものしい防護服を着た検疫官が、空港の検疫所で海外からの病気を持った人を国内に入れないようにする「水際作戦」を実施している映像が、連日流されました。また、感染を拡大する恐れのある集会や学会などが中止を余儀なくされ、その年の秋には、日本国内で1万5千にも及ぶ学校閉鎖や学級閉鎖となりました。

日米の新型インフルエンザへの対応

　新型インフルエンザが発生した2009年当時、私はアメリカに住んでいました。アメリカはメキシコと陸続きであるため地域によって感染が拡大し、死者も出ていました。このような中、当時の日本においては、アメリカから出発して日本に到着するすべての飛行機が検疫を受けていました。検疫で問題がなかったとしても、その時期にアメリカから入国したというだけで、不当に感染を疑われたりすることもあったといいます。アメリカへの渡航禁止令を出している企業や大学も多く、日本の大学に勤務する私の友人も、ボストンの医療機関視察の予定をキャンセルしていました。

　アメリカ国内にいると、そんな日本の様子はいささか奇異に映りまし

た。周囲の人すべてが新型インフルエンザにかかっているようには見えないし、まして日本のようにマスクをつけている人を見たことはありませんでした。マスクをつけるという習慣がないということもありますが、マスクをつけたからといって、インフルエンザに罹らないというエビデンスはないのです。

　また、罹患後の1、2日で最も感染するインフルエンザには「水際作戦」も効果がないということがWHOの勧告で出されていましたので、アメリカの空港では、検疫官が一人ひとりをチェックすることはありませんでした。

　ただアメリカの各州では、学級閉鎖をするか、あるいはしないかなどの対策は練られていました。例えば筆者の住んでいたマサチューセッツ州の公衆衛生当局は、学級閉鎖をしないという方針を公表しました。社会的混乱を防ぐことに重点が置かれたからです。そのかわり、インフルエンザ様の症状が出たら1週間は登校しないようにと、各人が責任を持って対応することが期待されたのです。

ワクチン不足

　日本では新型インフルエンザのワクチンが十分にいきわたらないために混乱が生じていたようですが、ボストンでも2009年11月の中ごろまで、新型だけでなく季節性インフルエンザのワクチンの不足と偏在が問題になっていました。私の住んでいたボストン郊外地域でも、住民に対する季節性インフルエンザ無料接種サービスに予想外の大勢の人々が押しかけて、結局足りなくなって70名の人が何もしないで帰らざるを得なかったと地元紙に載っていました。

　子どもに対する新型インフルエンザの予防接種にしても、予約がすぐに取れて接種できる小児科もあれば、喘息があるなどハイリスクに認定されなければ予約も取れないような小児科もあるといったようにまちまちの対応でした。毎日あるいは1日に何度も小児科に電話をかけるお母さんも少なくなく、どこで受けられるか、受けられるところに主治医を変えたほう

がいいのでは、という情報交換も盛んでした。大人に関しては、そもそも新型インフルエンザの接種対象外だったので、特に話題にもなりませんでした。

このような状況の中、12月に入ってから、子どもたちが学校からもらってきた町からのお知らせで、地域に住む幼稚園から高校までの子ども（大体5歳から18歳）と6ヶ月以上で学齢期に達していない幼児を対象に、学校で放課後、集団接種をするということを知りました。ワクチン接種はもちろん無料です。ニューヨーク市やボストン市などでは既にこうした無料ワクチン接種が始まっていたので、やっと受けられるようになったと、当時5歳と11歳の子どもたちを連れ、近くの小学校に行ってきました。さて学校に到着すると、「お母さんもどうぞ」ということになり、思いがけず私まで一緒にワクチン接種を受けることになりました。

集団接種の流れ

まずは、問診票を書くようにと言われ、学校の入り口からすぐのところにある机と椅子が並べられている体育館に案内されました。3人分書かなくてはいけないので、多少時間がかかりましたが、子どもたちは体育館に用意されたお菓子（クッキーやポップコーンなど）を食べたり飲み物を飲んだりして、おとなしく待っていました。また、問診票の記入に関して質問を受ける係りの人も数人、体育館の中を巡回していて、適宜アドバイスをしていました。

接種会場は体育館の先のほうにあるカフェテリアでした。そこでもテーブルがずらっと並んでいて、18人の看護師たちが手際よく接種をしていました。私たちは3人とも鼻にシュッとワクチンをスプレーする方式だったので、あっという間に終わりましたが、2歳以下は不活化ワクチンの注射なので、泣き叫ぶ声もところどころで聞こえていました。

接種が終わると、ロット番号などが書かれたシールの貼ってあるカードを渡されました。そして、10歳以下は2回目のワクチンを受ける必要があるので、ボストン健康局のホームページで開催場所をチェックして、28

日後に受けるようにと言われました。

　この日は接種時間が午後3時から5時までと短かったので、きっと大混雑して待たされるのではないかと思いながら会場に行ったのですが、係りの人の誘導に従っているうちにスムーズに終了したので、ほっとすると共に少し驚きました。

マサチューセッツ州の全員接種ポリシー

　今回、ワクチン接種の対象となっていない大人も、会場に着いたら受けられることになったので、優先順位によって厳しく接種できる人とできない人が区別される日本と比べて、なんともおおらかで気前の良い集団予防接種だなと思いました。

　ところが家に帰って、時間がなくて読んでいなかった前日（12月16日）の新聞に何気なく目を通していると、マサチューセッツ州ではすべての住民に予防接種をすることを決めた、という記事に出くわしました。なにも、気前がいいから会場に来た人全員にワクチン接種をしたのではなく、州の健康当局の決定で、全員接種ということになったからだったのでした。

　その背景には、全国的なワクチン供給の充実がありました。アメリカ連邦政府は、2億1千万回分の新型インフルエンザ・ワクチンの購入契約をしており、12月14日までにすでに9千300万回分が製造されました。ワクチン製造時間は劇的に短縮されていて、最近の1週間では2千万回分が作られるようになったとのことです。そこで、マサチューセッツは連邦政府から200万回分以上のワクチンを受け取り、さらに150万追加されることになったのです。このような状況から、州民全員接種ポリシーとなったのでした。

熱が出たらどうするか？

　ところで、2009年12月の初め、ボストン近郊に住む子どもたちのための週末の日本語学校で、お母さんたちと話をする機会がありました。やは

り、新型インフルエンザの予防接種は、受けたいけれど、なかなか予約が取れないということを多くの方が嘆いていらっしゃいました。

　そこで、お母さんたちにお子さんの熱が出たらどうするかを聞きました。すると何人ものお母さんたちが、日本にいる頃は熱があったらすぐにお医者さんのところに行ったけれど、アメリカでは熱があるなら来ないでといわれるから、2，3日様子を見ることにして、たいていその頃には治っている、と言っていました。また、医者にかかると高いし、どうせ薬は薬局に行って買わなくてはいけないから、日本にいたときほど病院へ行かなくなったとも言っていました。私も自分の経験からまったく同感でした。

　アメリカではよほどの救急の場合を除いて、まずはかかりつけ医（ホーム・ドクター）の診察が必要です。かかりつけ医もいつでも行ける訳ではなく、予約が必要です。高い熱があるということで診てくれる医師もいれば、タイレノール（非常に良く使われている市販解熱薬）を飲んで次の日まで様子を見て、それでも良くならないようだったら来るようにと言う医師もいます。

　ある日本人医師は、日本では、熱が出たり風邪の症状を感じた患者は、最寄りの診療所に行き、その診療所が休んでいたり受付を制限したりしていた場合は、開いている診療所や病院を探し求め、たとえ何時間待ちになろうとも診察してもらうまで待ち続ける、と言ったりしています。おそらくそういうこともあるかと思い、アメリカの人々との違いを感じました。

　熱がある、インフルエンザかもしれないというだけで、遠くの医療機関を訪ね、何時間も待つというようなことは、待っている人にとっても医療者にとっても、大変なことだと思います。

ヘルス・リテラシー

　新型インフルエンザは、日本ではたしかにパニックといえるような事態を引き起こしていたようです。しかし人々に、パニックに陥らないような受診行動を促すことは不可能なのでしょうか。

　健康に関する人々のパニックを防ぐためのひとつの手段として、「ヘル

ス・リテラシー」が注目されます。ヘルス・リテラシーは、一般の人々が健康に関する情報を収集、理解、利用したりする能力です。それと共に、ヘルス・リテラシーは専門家の人々が一般の人に健康に関する情報を分かりやすく適切に伝える能力を意味する概念でもあります。健康増進（ヘルス・プロモーション）の分野で使用されるようになった比較的新しい概念で、医学的観点からだけでなく社会的環境や個人の行動やライフスタイルといった側面から健康を捉えようとしています。

　ここでは、一般の人と専門家の良好で良質なコミュニケーションがヘルス・リテラシーを高める重要な方法と考えられています。熱があっても無理に医療機関に行かないで自宅で休養する、どんな症状の時には必ず受診すべき、といった基本的な健康に関する専門的知識を医療専門職と一般の人が共有し、互いの心配や不安が取り除かれるような双方向の情報交換が必要とされます。

　ヘルス・リテラシーという概念は、途上国の保健援助でもしばしば話題になります。特に、健康に関する情報が圧倒的に少ないため、伝染病等で多くの乳幼児が亡くなっている国々では、親へのヘルス・リテラシー教育が重要な援助手段となっています。マラリア蔓延地域では、その地域に住むお母さんたちを集めて、蚊に刺されないように蚊帳を使う、裸足で外を歩かせない、下痢のときは食塩を少し入れた水分を飲ませる、どんな状態なら家で様子を見てどんな状態なら医療機関に行かなくてはならない、といった情報をパブリックヘルス・ワーカーたちが伝えています。

　新型インフルエンザでパニック状態になってしまうような日本でも、医療者と一般の人々が共にヘルス・リテラシーを高めてゆくことが必要なのではないかと思います。たとえば、医療者は患者が医療機関を求めて放浪した挙句、何時間も待って消耗することが余計体に悪いことを人々に納得いくように知らせ、一般の人々も正確で適切な最新の情報を得るように努めるのです。

　このように、医療者と一般の人々が健康に対する情報を共有するようになれば、過剰な不安を避けることができ、必要で正当な要求が示されるのではないでしょうか。そうすれば、行政の健康に関する適正な制度を引き

出すこともできるのではないかと思われます。

それぞれの課題

　マサチューセッツ州では、2009年末に全員に新型インフルエンザのワクチンが行き渡るようになったので問題解決かと思いきや、どうやらそうではありませんでした。ボストン公衆衛生委員会エグゼクティブ・ディレクターのバーバラ・フェラー氏はこのように言います。

「この3ヶ月の間、私たちは人々に、ワクチンをもう少し待ってください、いつか受けられますから、と対応するのに必死でした。しかし全員接種が可能になった今、クリスマスや年末を迎えて人々は、本当に今は忙しいんだ、予防接種したからって一体何かいいことあるのかい、などと言っているのです。」

　誰でもワクチンを無料で受けられるのに関心を持たなくなったアメリカ人、ワクチン不足や発熱に対して心配しすぎる日本人、2009年末はどこの国もそれぞれの問題を抱えていたようです。

　このような問題に対応するためにも、ヘルス・リテラシーということを真剣に考え、健康への意識の向上に向けた働きかけをしてゆくことが重要だと思います。

2-5 グローバル時代の感染症対策

感染症と隔離

2009年の新型インフルエンザ・パンデミックの時、同年の5月下旬に、夫は上海に出張する予定が入っていました。彼はハーバード医学校で心臓の幹細胞の再生医療の研究をしていたのですが、上海の医学会に招待されて講演に行くことになっていたのです。

ボストンのローガン空港を出発した飛行機が上海空港に着陸すると、検疫官が機内に入ってきて、全員の体温を測りました。中国も日本と同様、空港での「水際作戦」を実施していました。体温検査の結果、夫の隣の人が、37.5度以上の熱がありました。そこで、その熱のある人の前後3列と乗組員だけを機内に残したまま全員が飛行機から降ろされました。そして残された人々は延々と数時間、待たされたといいます。

この間、2つの選択肢が用意されました。ひとつは中国に上陸しないでそのままアメリカに帰るというもの。もうひとつは、中国に上陸して、もし熱のあった人が新型インフルエンザ陰性だったら自由に活動でき、陽性だったら隔離された場所で1週間過ごす、というものでした。

夫は、せっかく中国まで来たのだからと思い、後者を選びました。そこで、中国の上陸を決めた前後3列の人々と乗組員は、空港から1時間半ほどのホテルにバスで連れていかれました。この間、彼はどこにも連絡をすることができませんでした。空港まで迎えに来てくれた上海の医学会の人にも何も知らせがなく、どうして出てこないのか長時間心配していたとのことです。

従業員たちが皆、防護服を着ている奇妙なホテルに着いて、インターネットが使えるようになると、すぐに夫は私にメイルをくれました。メイルの内容を見てびっくりしましたが、見知らぬ土地で隔離されているとは、本当に衝撃的でした。

結局、熱のあった人は、検査の結果、新型インフルエンザではなかったので、翌朝解放され、夫は無事に学会で講演をすることができたそうです。いずれにせよ、感染症の疑いがあるからといって隔離されることは、本人だけでなく、家族にとってもとても大きなストレスをもたらすことを痛感しました。

ちなみに夫の同僚の中国人は、その半月後（2009年6月中旬）に帰省した際、同様の状況で近くの席の人が新型インフルエンザに罹っていたことが判明したため、北京の空港近くのホテルに1週間もの間、隔離されたとのことでした。

新型インフルエンザ騒動の教訓

2009年の新型インフルエンザのパンデミックは、日本にも大きな教訓を与えました。

第1に、「水際作戦」の見直しです。新型インフルエンザ対策本部専門家諮問委員会の委員長は、2010年3月になって「水際作戦は政治的なパフォーマンスであった」という見解を明らかにしています。海外からの感染を封じ込めようとすることの限界は、感染症対策の専門家やWHOの勧告で、国際的な共通認識になっています。

実際に、国内で新型インフルエンザと診断された1人目の患者は、海外渡航歴のない方でしたので、インフルエンザのウイルスは検疫を逃れて国内に侵入していたという訳です。「水際作戦」に拘泥していて、逆に、国内にウイルスが広まっている事への対策が遅れることになったという批判がされています。

第2に、人権に対する配慮です。初期の頃、新型インフルエンザの疑いがあるというだけで、個人が特定されるような形で報道され、差別的な扱いをされてしまいました。体の具合が悪いのに、物々しい防護服を着た検疫官に囲まれ、犯罪者のようにマスメディアで報道されることは、人としての権利が守られているとは言えません。

第3に、厚生労働省から現場の医療機関への、二転三転する過剰なまで

の通達です。「新型」のインフルエンザなのだから、これまでに経験がない事は確かですが、ワクチンの接種に当たっての費用負担や接種回数など、国の方針が次々に変わることで、現場の医療は混乱しました。せめて、現場に判断を任せてくれれば混乱は軽減されたのに、という医療関係者は少なくありません。

新型インフルエンザ特別措置法

しかし、この教訓を十分に生かしきれずに成立してしまったのが、2012年5月11日に公布された新型インフルエンザ特別措置法（以下、特措法）です。第一条で目的が述べられているのですが、非常に長い一文です。途中で何を言っているのか分からなくなるような文ですが、全文を掲載したいと思います。

第一条　この法律は、国民の大部分が現在その免疫を獲得していないこと等から、新型インフルエンザ等が全国的かつ急速にまん延し、かつ、これにかかった場合の病状の程度が重篤となるおそれがあり、また、国民生活及び国民経済に重大な影響を及ぼすおそれがあることに鑑み、新型インフルエンザ等対策の実施に関する計画、新型インフルエンザ等の発生時における措置、新型インフルエンザ等緊急事態措置その他新型インフルエンザ等に関する事項について特別の措置を定めることにより、感染症の予防及び感染症の患者に対する医療に関する法律（平成十年法律第百十四号。以下「感染症法」という。）その他新型インフルエンザ等の発生の予防及びまん延の防止に関する法律と相まって、新型インフルエンザ等に対する対策の強化を図り、もって新型インフルエンザ等の発生時において国民の生命及び健康を保護し、並びに国民生活及び国民経済に及ぼす影響が最小となるようにすることを目的とする。

（厚生労働省のホームページより

　http://www.cas.go.jp/jp/influenza/pdf/120511houritu_gaiyou.pdf）

特措法には、海外で発生した時には、海外到着便からウイルスの持ち込みを防ぐ「水際作戦」を的確に実施することが定められています。また、新型インフルエンザが発生した場合には、政府が「緊急事態」を宣言し、国や都道府県に対策本部を設置して、対処することも定められています。

さらに特措法では、人々に外出を自粛させたり、学校に休校を要請したり、人が集まるような施設は使わないようにさせたりすることも定められています。例えば、コンサートや集会などが企画されていたとしても、新型インフルエンザを理由に開催を中止させることができるのです。

これらは、先に述べた 2009 年の新型インフルエンザへの対応に基づく反省が込められているとは思えない内容なので、発表と同時に早速、各所から批判の声が上がりました。

感染症対策と人権

たとえば、日本弁護士連合会（日弁連）は、特措法で外出自粛や集会制限ができることなどを指して、「過剰な人権制限の恐れがある」という会長声明を出しました。

感染症対策による人権侵害に関しては、日本はこれまでに大きな過ちを犯してきています。1953 年に施行され、1996 年に廃止された「らい予防法」は、その最たるものだったでしょう。この法律は、ハンセン病は不治の恐ろしい感染症だという印象を人々に与え、隔離を正当化してきました。ハンセン病と診断されると僻地に位置する療養所に連れて行かれ、たとえその病気が治ったとしても、一度その病気に罹った人は、隔離された人生を送らざるを得ませんでした。

ハンセン病を持つ人々や回復者の方々は、この法律を撤廃するために 40 年以上もの長い間、闘ってきました。1996 年の廃止に至るまで、その間にどれだけの犠牲が出たことか。今日、この法律の見直しをしなかった、国も法曹界も医療界もすべて謝罪をしていますが、ハンセン病に罹ったというだけで、人生を大きく変えざるを得なかった方々への償いはできるものではありません。

同様に隔離を正当化した「後天性免疫不全症候群の予防に関する法律」、別名「エイズ予防法」も、1992年に施行されました。「エイズ予防法」では、診断した医師が、感染した人の情報を都道府県知事に通報する義務が課され、感染者は国の管理下に置かれることが定められていました。この様な規定を持つ「エイズ予防法」は、僅か7年後の1999年に廃止されました。

　公式には、1998年の「感染症新法」ができたことによる廃止ということになっていますが、実際は、HIV/AIDSの患者団体やハンセン病の患者団体である全療協など多くの団体が、「エイズ予防法」は人権を著しく侵害していると猛反発して、廃止を勝ち取ったと言われています。

　この様に、感染症対策という名目によって、明確な人権侵害を伴う法律に、人々は反対の声を上げ、廃止してきました。こうした歴史は、新型インフルエンザ特措法に反映されているでしょうか。

リスク・コミュニケーションの在り方

　日本の感染症対策には様々な問題があることが、これまでの記述で見えてきたと思います。そもそも感染症対策は、パブリックヘルス、すなわち「みんなの健康」に関わるという共通認識を持てていないところが、最大の問題の一つなのではないでしょうか。

　感染症対策の最重要課題として今日、「リスク・コミュニケーション」が挙げられますが、WHOや欧米で考えられているリスク・コミュニケーションの概念と、日本で考えられているそれとは、決定的に異なる点があります。

　WHOや欧米でのリスク・コミュニケーションは、市民、専門家、行政など様々な立場の利害関係にある人々（ステークホルダー）が、最初から共に参画して、問題を共有し、解決のための方向性を探るという、対等で双方向的（two-way communication）なものです。

　例えば、WHOのリスク・コミュニケーションの定義は、リスク査定者、リスク管理者、そしてその他の利害関係者が、リスクに関して情報や意見を交換する、相互的なプロセスとなっています。

それに対して日本のリスク・コミュニケーションは、行政と専門家が、問題に対する適切な対応を整備し、それをいかに一般の人々に伝えてゆくかという所に主眼が置かれているようです。

　例えば厚生労働省のリスク・コミュニケーションは、「情報提供・共有（リスクコミュニケーション）に関するガイドライン」として提示されています。あくまで情報は、「提供」されるものであって、共に交換し合うというものではないようです。

　日本でも、行政や専門家から一般の人への一方向的な通達や情報提供ではなく、双方向で意見を交わしながら、みんなの健康はみんなで守っていく、という形になれたらいいと思います。特に、予防接種のことは、子どもから大人まで、すべての国民が関わっていく必要があります。よって行政には、こと細かく決まり事を作っていくことではなく、市民や専門家がより良く深く話し合いができるプラットフォームを作っていくことが期待されます。

＜参考文献・資料＞
・『知って得する予防接種の話』（オンデマンド版）　細田満和子著　2013年
　東洋経済新報社
・「撲滅前時代におけるポリオワクチンとポリオ予防接種」　2010年　WHOの
　ポジション・ペーパー
　Polio Vaccines and Polio Immunization in the Pre-eradication Era: WHO
　Position Paper, Weekly Epidemiological Record, No.23, 2010, 85, P.213-228.
　http://www.who.int/wer/2010/wer8523.pdf　（2014年3月3日閲覧）
・「WHOはポリオ集団発生と関連するワクチンの廃止を熟考する」　2011年
　カナダ医師会誌
　WHO Mulls Phase Out of Vaccine Linked to Polio Outbreaks, Canadian
　Medical Association Journal（CMAJ）, 183（18）, 2011.
　http://www.cmaj.ca/content/183/18/E1303.full.pdf（2014年3月3日閲覧）
・「第3回不活化ポリオワクチン検討会　なぜ導入は9月なの？」2012年　ロ
　ハスメディカル
　http://lohasmedical.jp/blog/2012/04/39.php　（2014年3月3日閲覧）
・「ワクチンに係る規制・制度の現状」　2011年　国立感染症研究所
　http://www.cao.go.jp/sasshin/kisei-seido/meeting/2011/wg1/120302/item2-
　1_1.pdf（2014年3月3日閲覧）

第 3 章

世界を結ぶ患者会ネットワーク

3-1　脳卒中啓発祭に参加して

脳卒中啓発祭

　アメリカでは5月が脳卒中月間なので、啓蒙・啓発のためのイベントが各地で行われています。脳卒中月間は、1987年に全国脳卒中協会の主導の下、予防や初期症状を一般の人々に知ってもらうため、また何百万人もの脳卒中サバイバーのケアの質の向上のために制定されたキャンペーンです。ここでは、その一環として2009年5月21日に行われた、ボストン郊外のブレイントゥリー・リハビリテーション病院で脳卒中啓発祭（Stroke Awareness Fair）をご紹介します。

　脳卒中啓発祭の展示室では、脳卒中サバイバーたちの作品展や、新しいリハビリ機器、電気的刺激で筋肉を動かす装具、訪問リハ事業所などといった業者によるブースが設けられました。

　昼食時には会議室で、理学療法士（PT）による脳卒中の講義がありました。聴衆は60人くらいで、脳卒中のメカニズム、予防、罹患したときの対応の仕方などがパワーポイントのスライドを使いながら話され、質疑応答も活発に行われました。ちなみに聴衆には昼食としてラップ（サンドイッチのようなもの）とフルーツ、チップスと飲み物が振舞われました。このメニューは、アメリカでは「ヘルシー」と考えられているものです。

　この脳卒中啓発祭には、日本の脳卒中者の患者会である片マヒ自立研究会のメンバーのおひとりが参加されました。また、片マヒ自立研究会のメンバーの7人も、書道、銅版画、折り紙、旅行記、絵手紙、写真、障がい者ゴルフ活動の受賞メダル、ニューズレターやホームページなどそれぞれの作品を展示しました。

　会場には脳卒中になって間もない入院中の方、脳卒中になって数年たつ方、脳卒中者家族、友達が脳卒中になったという方、病院ボランティア、地域住民など、たくさんの方々が訪れていました。片マヒ自立研究会のブー

スにも大勢が訪れ、興味深く作品に見入っていました。

会場からの声

この展示のために日本からボストンを訪れた方は、二度の脳卒中を乗り越えて、四国を徒歩で歩きとおしたという男性です。彼は、その旅行記を、パネルにして展示されました。4年前に脳卒中になって、今はアニマル・セラピーのボランティアをしているアメリカ人男性は旅行記のパネルを見て、「すばらしい！よくやりとげましたね」と賞賛していました。

ある男性は脳卒中になったばかりで、妻に車椅子を押されてやってきました。障害者ゴルフの写真を見て、妻は「夫はよくゴルフに行っていたのよ。また行けたらいいわね」と言っていました。また、ある女性は友達が数年前に脳卒中になったが、書道や銅版画を見て「すばらしいわね！こんなにいろんなことができるのね。友達にもぜひ知らせるわ。きっと勇気が湧いてくるんじゃないかしら」と言っていました。

小さな苗から育てた蘭の花の写真や、詩と絵を組み合わせた絵手紙を見て、「なんて美しい。芸術的だ」と感嘆する声も聞こえました。脳損傷サバイバーの会でリーダーを務めているという方は、ニューズレターやホームページの展示を見て、「私たちの会でもこんなのを作ってみたいわ」と言っていました。折り紙は、ボストンでもはやっているので大人気で、一枚の紙から数羽の鶴が作り上げられるという精巧な業に感心して、「売ってくれませんか？」という声も上がりました。

アメリカでの脳卒中医療

一般にアメリカでは、脳卒中になると3、4日は急性期の病院に入院し、その後リハビリテーション病院に行き20日から30日を過ごします。その間、訓練室でのリハビリは1日3時間で、週末は半分の1.5時間くらいになります。そしてその他の時間は、看護師に見守られながらの訓練が行われることになっています。

日本では、通常、急性期の病院にもっと長期間滞在してからリハビリテーション病院に転院するので、アメリカの急性期病院での在院日数の短さには驚かされます。ちなみに日本ではリハビリテーション病院は、最長で原則180日の間、入院することができるのです。ただし逆に言うと、180日を超えると、基本的に退院して、自宅に戻るか療養型施設に転院することになります。入院でのリハビリをもっと受けたい人にとっては、この180日というのは厳しい制限となっています。

さて、アメリカでもリハビリ病院を退院すると、自宅に帰るかナーシングホーム（長期療養施設）に行くかという選択肢があります。自宅に帰った人たちの内、リハビリによる効果が認められる人は必要に応じて通院でリハビリを受けます。回数は人によって異なりますが、だいたい1週間に3回くらい通っているようでした。

またこの病院では最近、脳卒中になってから何年もたつ人でも受けられるリハビリ訓練として「脳卒中後ウェルネス・プログラム」を設けました。リハビリの新しい方法論や訓練のための機器が開発されてきたからです。まだ始まったばかりのプログラムですが、今後の展開が楽しみだといいます。

思いは一緒

3年前に脳卒中になり右麻痺と失語症という後遺症がある方の妻は、このようにおっしゃっていました。「脳卒中になって、夫はまったく変わったと思っているのよ。今までとは違うってね」。この言葉は、筆者が日本の脳卒中になられた方々から聞いた言葉とまったく同じでした。

日本の脳卒中サバイバーたちは、脳卒中になって自分が「変わった」ということを理解して、そこからどのように人生を作り変えるか、どのように家族との新しい関係性を編み出してゆくのかを模索していました。そして今回、アメリカのサバイバーとその家族の声を聴き、同様に「新しい自分」がどのように生きることができるかを探っていることが分かり、国は違っても思いは同じということを再確認できました。

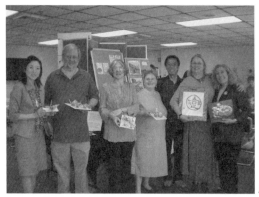
脳卒中啓発祭にて。2009年、ボストン。

「新しい自分」を見出してゆくひとつの方途として、日本のサバイバーたちが作り上げてきた芸術的作品をこのように展示し、アメリカの方々に見ていただいたことは、とても意義ある試みだったと思います。ご参加くださった片マヒ自立研究会の皆様に感謝と敬意を表したいと思います。

日本でもイベントを！

ブレイントゥリー・リハビリテーション病院は地域の中規模リハビリ専門病院で、患者のほとんどが近隣から通っています。この病院では、脳卒中のほかにもパーキンソン病や加齢に伴う障がいに関する啓蒙活動を折に触れて行っていました。地域の中規模病院がこのような社会的活動をしているのは意味深いと思いました。

ただしこうした催しは、乳がんや HIV/AIDS などのイベントと比べて小規模で社会的関心も薄いと、この展示会を取り仕切っていたソーシャルワーカーの方はおっしゃっていました。日本同様アメリカでも、脳卒中は死亡数や発症数が多く、長い期間にわたる後遺症と付き合っていかなくてはならない病気です。もっとこの病気のことを人々に知ってほしいと思って、この病院では脳卒中啓発祭と銘打って、お祭仕立てにして盛り上げようとしたそうです。

この脳卒中啓発祭を通して、多くの人が脳卒中についての知識を深めるようになり、脳卒中のサバイバー同士の交流、そして地域と病院の交流が

いくつも生まれたことは間違いないでしょう。今回は特に、日本の脳卒中サバイバーの方々の参加もあったので、国境を越えての同じ病や障がいを持つ者同士の交流も実現しました。

　アメリカの脳卒中月間に倣って、日本でも脳卒中協会が、5月末の1週間を、脳卒中週間と定めています。日本でもこのような機会に、地域に根ざしたリハビリ病院で、住民や患者、元患者を巻き込んだ、脳卒中あるいはほかの疾患について知ってもらうようなイベントが活発に行われるようになったらいいと思いました。

3-2 障がいや病を持ちながら生きる─フォトヴォイス

フォトヴォイスとは？

　フォトヴォイスをご存知ですか。フォトヴォイスは、写真と語りを組み合わせることによって、人々が自分の人生、ものの見方、そして経験を表現するプロセスのことです。人々の生を浮かび立たせようとするこの試みは、1991年から世界中のいろいろな場所で、当事者、研究者、社会的サービス提供者、政策関与者によって行われています。

　また、フォトヴォイスは、参加型アクション・リサーチの1つでもあります。参加型アクション・リサーチとは、ある特定の問題にさらされた人々と研究者が協働しながら行う体系的な調査研究です。

　社会学研究者であるローラ・ロレンツは、フォトヴォイスに長年にわたり参画してきました。その経験を活かして、2006年からアメリカのマサチューセッツ脳損傷者協会（ＢＩＡ─ＭＡ）と協力して、脳損傷サバイバーにフォトヴォイスを紹介し、共にプロジェクトを行っています。ペギー・ロバーツは、脳損傷のサバイバーとしてＢＩＡ－ＭＡに所属し、フォトヴォイス・プロジェクトに参加しています。

　筆者も、医療社会学研究者として、またローラとペギーの友人として、ボストンでのフォトヴォイス・プロジェクトに参加してきました。

フォトヴォイスの方法

　フォトヴォイスのプロセスは、以下のようなものです（90頁図参照）。
1．フォトヴォイスについて知る・学ぶ
　①疑問、心配、そして希望についてグループで話し合う
　②回復を手助けする、あるいは妨げるようなことについてグループで考える

③どんなふうに写真が自分たちの「物語」を語ることができるのか話し合う

④探求者になることについて学ぶ

⑤プロジェクトを他の人に説明する練習をする

2．写真を撮る

①どんなふうにカメラを使うか習う

②自分の考えを表現しているような写真を各自で撮ってくる

③グループのメンバーが撮ってきた写真をファイルして整理する

3．写真について話し合って、自分の経験を重ね合わせる

①このプロジェクトを行うことで何を言いたいのかを考える

②さらに写真を撮るためのアイディアを考える

4．物語を書く、あるいは聞き書きする

①その写真に合わせた物語を書く、あるいは聞き書きをする

5．展示するための写真をいくつか選ぶ

①展示するためにカテゴリーに分ける

②ゲストを呼んで写真について話し合う

6．経験を共有し合うための展示会を企画し、招待する

①展示会の準備をする：なにを、どこで、いつ、どんなふうに

②誰を招待するか考える

③招待状を作成して郵送する

7．フォトヴォイスを紹介する展示会を開く

①これまでになしてきたことを祝う

②会場に来てくれた人々が自分たちの努力についてどう考えるかを聞いてみる

③自分たちの声が届くのを知る

8．振り返ってみて、さらに前進する

①お祝いをする

②自分たちが何をなしてきたのか、何を学んだかを振り返る

③次のステップを考える

④将来の計画を立てる

フォトヴォイスの道のり　（ローラ・ロレンツ作成）

A Photovoice Path

Learn about Photovoice
1. フォトヴォイスについて知る

Take photographs
2. 写真を撮る

Discuss photographs & reflect on experience
3. 写真について話し合って，自分の経験を重ね合わせる

Write or dictate narratives
4. 物語を書く、あるいは聞き書きする

Choose photos for sharing
5. 仲間に見せるための写真を選ぶ

Option to invite people to share in discussion
6. 経験を共有しあうための展示会を企画し、招待する

Option to present & exhibit
7. フォトヴォイス紹介、展示する

Reflect & move forward
8. 振り返ってみて、さらに前進する

© Copyright 2005 – L.S Lorenz

フォトヴォイスの作品

それでは、フォトヴォイスの実際の作品を見て見ましょう。これは、ペギー・ロバーツの『旅路』と題された作品です。この写真についてのペギーの語りは、次のようなものです。

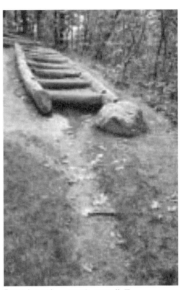

「旅路」ペギー・ロバーツの作品。

泥だらけになって、がむしゃらにはいずりながら、はしごの最初の1段を上ることで、何か意味のようなものが生まれ始めているようだ。そしてそこから、本当の戦いが始まろうとしている。この這い上がりは、いつまでも終わることがないだろう。最終的な癒しなどなく、涙が途切れることはないだろう。いつの日か、新たなひとつの歩みが「新しい自分」をもたらしてくれるかもしれない。「それまでの自分」を取り戻そうなんてことは望むべくもない。そう、多分、この旅路の果てに、思ってもみなかった素晴らしい眺めが開けるのかもしれない・・・

ペギーは10年前、まったく過失のない不慮の事故によって片足が麻痺になりました。最初の頃は記憶障がいもありました。もともと明るくチャレンジ精神の旺盛な性格でしたので、事故の後も、家族や友人たちの前では、自分の気持ちの落ち込みをみせることはほとんどなかったといいます。

しかし、事故による身体的・精神的な傷跡は、自分が思っていたよりもずっと深いものだったのです。フォトヴォイスを行うことによってペギーは、初めて自分でそれに気づくことができたといいます。信頼できる仲間と、その苦悩と苦闘について話し合うことで、彼女はいつの日か、それま

でとは異なるけれど、それもまた自分と納得できる「新しい自分」を見つけられる「旅路」を歩んでいる、と思う気持ちになれたのです。

フォトヴォイスの効果

フォトヴォイスを行った人たちは、自分にとって、そして家族や友人など周囲の親しい人たちにとって、フォトヴォイスは大きな効果があったという感想を述べています。

ジュディは、20年前に脳腫瘍で脳損傷になり、20年間続けていた調理人としての職業生活にピリオドを打たざるを得なくなりました。最初の5、6年は極度のうつ状態でしたが、新聞でBIA－MAの存在を知り、例会に出席するようになって、少しずつ新しい状況に慣れてきました。しかし、手術の傷跡を含めた障がいの受け入れは容易なことではありませんでした。

やがてジュディはフォトヴォイスに参加するようになりました。そして、展示するための写真として、脳腫瘍の手術の傷跡が見えるくらい髪をショートカットにした自分の後ろ姿の写真を選びました。ジュディはもともと短い髪が好きでしたが、手術の後は、傷を人に見せたくなくて長く伸ばしていました。しかし、もうそんな必要がないと思えるようになったのです。フォトヴォイスを行うことで、ありのままの自分に自信がもてるようになったからです。ジュディはこの写真に『受容 acceptance』というタイトルをつけました。

キャサリンは、30年も前に事故で脳損傷になりました。フォトヴォイスに参加して、物が至る所においてある自分の部屋の写真に、『混沌 chaos』という題をつけました。そして、片づけられない苦しみ、忘れてしまう悲しみ、何かをしたいのにできないもどかしさについて書き連ねました。

キャサリンは、事故以来、ぎくしゃくした関係になってしまった家族を展示会に招待しました。家族は、キャサリンの作品を見て、彼女の思い、彼女の苦闘、彼女の希望を初めて知ることができました。事故以来、長い年月を経て、初めて深く理解しあえるようになったのです。

フォトヴォイスのすすめ

筆者はかつて日本で、脳卒中になった方々27人に、発症後の生活や家族や社会との関係についてインタビューを行いました。その時ほとんどの方々が、発症後、数年におよぶ生きることに関する試行錯誤の果てに「新しい自分」を見出した、と答えてくれました。

非常に興味深いことにアメリカの脳損傷の方々も、「新しい自分 new me」、「新しい生 new life」を発見した、という言い方をしています。住んでいる場所は異なっていても、思いは同じということに感銘を受けました。

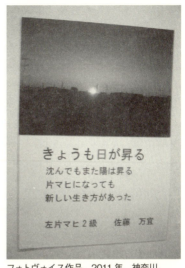

フォトヴォイス作品。2011年、神奈川。

フォトヴォイスについて、2010年2月に横浜のある脳卒中の患者会で紹介させていただいたところ、たいへん興味を持ってくださいました。そして、自分たちの会でもやってみたいという感想を頂きました。

フォトヴォイスを行うには、特別な準備はいりません。参加する仲間と、話し合いをうまく進行してくれるファシリテーター（進行役）がいればいいのです。写真も、上手でなくてもいいのです。「日本人は人前で自分のことを話すのは、どうも苦手かもしれない」という意見もあります。確かにそういう側面もあるかもしれません。ですから最初は、各自の撮った写真を持ち寄るだけでいいのです。そうすれば、そこから何かが生まれてくるでしょう。

3-3 筋痛性脳脊髄炎／慢性疲労症候群 (ME/CFS) への挑戦

『アイ・リメンバー・ミー』

「ともに挑もう！慢性疲労症候群（CFS)」と題する上映会とシンポジウムが、秋晴れの 2011 年 10 月 23 日に東大駒場キャンパスで開催されました。午前中は、『アイ・リメンバー・ミー』という CFS のドキュメンタリー映画の上映会が、監督で CFS 患者のキム・シュナイダー氏をお迎えした交流会と共に行われました。

　続いて午後は、筋痛性脳脊髄炎／慢性疲労症候群の専門家として 3 人の医師とアメリカの患者会と交流のあった私がシンポジストとして呼ばれ、それぞれの話をして会場や主催者などの質問に応じました。

　このイベントは、21 年も筋痛性脳脊髄炎／慢性疲労症候群を患ってきた篠原三恵子氏が代表を務める「慢性疲労症候群（CFS）をともに考える会」が丸 1 年をかけて準備したものでした。会は、「ずっとおとなしく患者をしていた」という篠原氏が、一念発起して 2010 年 2 月に結成したばかりの新しい会です。

筋痛性脳脊髄炎／慢性疲労症候群とは何か

　筋痛性脳脊髄炎／慢性疲労症候群は、日本では 24 万人から 30 万人もの患者がいると言われている疾患で、アメリカでは 400 万人が罹患しており、全世界では 1,700 万人の患者がいると言われています。日本では一般には慢性疲労症候群という呼び方がよく使われますが、世界的には筋痛性脳脊髄炎の方が標準的な病名と考えられています。そこで、本書では筋痛性脳脊髄炎／慢性疲労症候群（ME/CFS）と併記することにします。

　この病気は、筋肉／関節痛、微熱、睡眠障がい、思考力／集中力低下等

の症状を伴い、生活が著しく損なわれる程強い疲労が6か月以上も続くもので、多くの患者は職業生活や日常生活を送ることが困難になります。なかには起き上がることも困難で寝たきりに近く、通院も出来ない患者もいます。

　筋痛性脳脊髄炎／慢性疲労症候群は、通常の内科的検査では原因が見つかりません。そこで専門家からも「詐病」や「なまけ病」、ストレスや精神的疾患によるものなどといった誤った診断がされることがあります。また一般の人たちにも、疲労の積み重ねで発症すると誤解を与えることがあります。

　こうしたことによって患者たちは長年苦しんできました。イギリスではあまりの偏見の強さに患者の怒りが爆発し、この病気の研究者や医師への暴力や脅しが起こっていることも報道されました。

患者会の発足

　筋痛性脳脊髄炎／慢性疲労症候群の罹患歴の長い篠原氏が会を作ろうと思い立ったのには、いくつかの理由がありました。第一は、行政からの福祉サービスを受けられるまでの障壁があまりにも高く、一人では太刀打ちできないと思ったことでした。第二は、自分以外にもたくさんの患者がこの病気で苦しんでいることを知ったことです。そして第三は、ドキュメンタリー映画『アイ・リメンバー・ミー』と出会ったことでした。

　篠原氏は『アイ・リメンバー・ミー』を初めて観た時、この病気の認知を広めるためにうってつけの作品だと確信しました。そして、ベッドの上で寝たまますべての台詞を翻訳しました。

　『アイ・リメンバー・ミー』は、2000年に公開されたアメリカの作品で、デンバー映画祭でベスト・ドキュメンタリー賞を受賞しています。監督のキム氏は、自らが筋痛性脳脊髄炎／慢性疲労症候群になった経験から、原因不明で周囲からもなかなか理解されないこの不可解な病気についての謎を追ってゆきます。

　過去に集団発生した場所を訪ね、当時を知る人々にインタビューしたり、

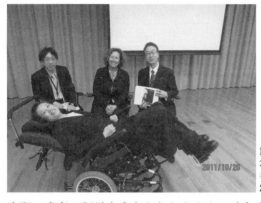

筋痛性脳脊髄炎の会代表篠原氏、後列左より東大医科研病院副院長東條氏、キム監督、東大医科研病院長今井氏。2011年、東京。

実際の患者の証言を交えたりしながら、病気とそれを巡る人々―患者、医師、家族など―の苦悩と挑戦を描き出しました。そして、ほのかな希望を予感させるところでこの映画は終わります。

　映画の中には、キム監督自身の映像もちりばめられています。かつての自分とは異なってしまった自分を探す長い迷路のような道のりを、手探りで歩みつつ、それでも自分を見失わない姿を見せてくれています。

ニューヨークでの約束

　私がキム氏にお会いしたのは、2010年11月のことでした。ボストンからニューヨークまで、初めてバスを利用して行き、キム氏に指定されたイースト・ヴィレッジのこぢんまりとした暖かな雰囲気のイタリアン・レストランで待ち合わせをしました。

　少し遅れて現れたキム氏は、映画の中のいかにもタフで自立したニューヨーカーという印象とは逆に、穏やかで柔和な風情の小柄な女性でした。多少緊張していたので、正直言って安心しました。

　ワインを傾けつつ、キム氏の映画に関するお話を聴きました。そして、今回ニューヨークまで会いに来た最大の使命、翌年の10月に日本の患者会が企画している筋痛性脳脊髄炎／慢性疲労症候群の一大啓蒙キャンペーンに合わせ、来日してくれるかどうかを打診しました。キム氏はその頃には今取り組んでいるプロジェクトが終わっているから喜んで訪日したい、

と答えて下さいました。

　そこから 2011 年 10 月 23 日まで、篠原三恵子氏をはじめとする会の皆さんの準備は、膨大なものだったと思います。会の共同代表で、篠原氏の翻訳をもとに日本語の字幕付き DVD を作成した映画監督の有原誠治氏、ご家族に患者のいる何人もの会員の方々、篠原氏の地元の政治家の方々、さまざまな専門の何人もの医師の方々、そのほか多くの支援者たちが、この認知キャンペーンのために時間を惜しまず協力してきました。

病名変更の提案─筋痛性脳脊髄炎（ME）

　上映会は好評で、キム氏の思いが大勢の観客にダイレクトに伝わったようでした。監督挨拶でキム氏は、「この病気に関するアドボケイターと医療者、そして観客の皆様が一丸となって努力すれば、日本、そして世界中で、この病気を巡る状況はきっと変わってくるでしょう」とおっしゃっていました。今、まさに変わろうとしている日本の現場に居合わせたことを喜んでいらっしゃいました。

　午後のシンポジウムでは、篠原氏によって、慢性疲労症候群（CFS）に代わる筋痛性脳脊髄炎（ME）という病名への変更が提案されました。ME の起源は、1955 年にさかのぼります。その年の夏に、ロンドンのロイヤル・フリー・ホスピタルの職員 3 千 500 人の内、292 人がポリオ類似の神経疾患に罹患し、微熱、咽頭痛、頭痛、めまい、視力低下、頚部リンパ節腫脹などの症状がみられました。しだいに複視、知覚異常、麻痺、筋痛、抑うつなどの症状も表れ、34％に脳神経麻痺がみられ、四肢の運動機能、知覚ともに障がいが認められました。

　このような病態は典型的なポリオとは異なるため、イギリスの研究者たちは、筋痛性脳脊髄炎（ME: Myalgic Encephalomyelitis）と命名しました。よってイギリスやカナダでは、筋痛性脳脊髄炎という病名が多く使用されています。一方、慢性疲労症候群は、1988 年にアメリカの疾病管理予防センター（CDC）が名付けた呼び名です。

　ところで、この 2011 年 10 月のシンポジウムの一ヶ月前には、カナダで

の国際会議が開かれました。そこでは、ジャーナル・オブ・インターナル・メディシンに既に同年7月には発表されていた、国際的合意に基づく新しい診断基準についても話し合われました。その後、新しい診断基準の最終版が発表されました。その抄録には、次のように書かれていました。

「広範囲の炎症と多系統にわたる神経病理を強く示す、つい最近の研究や臨床経験を考慮すると『筋痛性脳脊髄炎』（ME）という用語を使用する方が適切で正確である。MEは根本に潜んでいる病態生理を表すからである。世界保健機関の国際疾病分類（ICD G93.3）において、神経系疾患と分類されていることとも一致する」

　このカナダでの筋痛性脳脊髄炎／慢性疲労症候群会議には、日本の患者会からも代表が送られていました。その報告によると、おおむね筋痛性脳脊髄炎（ME）とする事に賛成の声が多かったそうです。このことから、患者会では多大な誤解をまねく慢性疲労症候群（CFS）という病名の変更を提案するに至りました。
　慢性疲労症候群の病名変更は、日本の患者たちが長年求めていたものであります。この病名のせいで患者たちは、単に疲労が蓄積されているという、医療者を含む周囲の人々からの無理解や偏見にさらされてきました。ですからこの病名変更の提案は、患者の願いを実現しようとするものなのです。

様々な立場からの挑戦と応援

　2011年10月23日のシンポジウムでは、この病気の実態を調査し、病因を解明し、診療体制を確立するための研究班を立ち上げてほしい旨が訴えられました。また、篠原三恵子氏の主治医の天野恵子氏は、和温療法を使った治療の可能性を、神経難病を専門とする医師の山野嘉久氏はいかに障害者手帳や年金を受けるために患者さんが苦労しているかというお話をしてくださいました。私は、アメリカの状況として、社会保障を受けるた

めには膨大な書類と詳細な医療記録が必要で、患者会はそのためのガイド
ブックを作成したり電話相談を行ったりしていることなどを紹介しました。

　当日のコーディネートをして下さった東京保険医協会理事の申偉秀氏
は、地域で開業する医師たちが、まっさきにこの病気を理解し患者に寄り
添い、病診連携を推進するように呼びかけることを約束しました。この会
場を用意して下さった東京大学教養学部教授（当時）の山脇直司氏は、「す
べて国民は、健康で文化的な最低限度の生活を営む権利を有する」とする
憲法 25 条を引いて、患者の権利の保障の必要性を語りました。指定発言
をお願いしていた難病の会の西田えみ子氏は、難病も含めて一般の理解が
不十分な病気の場合、患者は制度の狭間に置かれてしまうので、改善を訴
えました。

　開会のあいさつを述べられた医師の澤田石順氏は、この日、この場に集
まった方々は、希望の芽の種をまいているとおっしゃいました。これが発
芽し、花と咲き、また種がまかれるよう願っていると。これはその場にい
たすべての方の思いだと思いました。

　この場には、患者、家族、支援者、医療者、研究者、メディア関係者な
ど、様々な立場の人たちがいました。そして立場を越えて、この病気に起
因する苦しみを理解し、除去して行くために自分は何ができるか挑戦し、
そのために応援しようとしていました。

　これは、「医療ガバナンス」とでも言えるような、医療における新しい
形なのではないかと思いました。さらにこれは、異なる立場の人々が、共
に生きる社会を実現しようとする動きそのもの、すなわち共生社会に向け
ての一つの運動なのではないか。そのように思いました。

「障がいの概念の転換」と「社会参加」

　上映会とシンポジウムには、各種メディア関係者もたくさん駆けつけ、
取材をしていました。特に NHK は、さっそく当日の夜のニュースでとり
あげました。どうしてこの篠原三恵子氏の会がこれほどまでに注目を集め
ているのでしょうか。

それは、この会が、いわゆる陳情型やお任せ型ではなく、患者（当事者）が声を上げ、最大限の努力をして、専門家や政治家やメディアを巻き込みながら、自ら状況を変えてゆこうとしているからなのではないかと思います。

　機能障がいや疾病を有する人々の「障がい」の本質とは、様々な社会への参加を妨げている社会的障壁にほかなりません。機能障がいや疾病を持つ人々を排除しないようにする義務が、社会・公共にあることが確認される必要があります。病気を持つ人々の社会参加を排除して、適切な支援を実施しない社会の側こそが、障がいの原因であるという、障がいについての考え方の転換を明確化する必要があります。ちなみにこうした考え方は、障がいの「社会モデル」と言われています。

　篠原氏はこのことを、身を以て証明してくれています。だからこそ、応援したいと思う人が周りに集まり、メディアも高い関心を寄せているのでしょう。篠原氏は壇上で、終始ストレッチャーに横たわったまま、シンポジウムを締めくくる言葉として、「患者一人一人がチャレンジして変化を起こしましょう」、と強い志の感じられる宣言をしました。

　『アイ・リメンバー・ミー』の上映と篠原氏とキム氏を交えての交流会は、東京保険医協会（日本の医療を守る市民の会との共催）と、東京大学医科学研究所付属病院（港区医師会との共催）でも行われました。いずれの会場でも医療者や患者など多くの方々が集い、謎に満ちたこの病気に関心を持ち、闘っている人々への共感を持ってくれたようでした。

　最終日の交流会を終えて、短時間でしたが篠原氏とキム氏の対談が行われました。その中でキム氏は、日本に来て全体的に感じたのは、人々が思いやりの気持ちを持っているということだ、とおっしゃっていました。会場に集う人たちだけでなく、街で会う人の多くが、暖かく迎えてくれているような気がする、と。

　キム氏は約10年前に映画を作り終えた当初はまだ、病気による心の傷も生々しく、自分で作ったにもかかわらず、映画を見る気持ちになれなかったということもお話しになっていました。しかし、今回日本に来て、この映画が受け入れられ、変化のきっかけにもなっていることを知り、自分自

身を誇りに思えるようになったとおっしゃっていました。

　ここに、日本でこの病気が、医学的だけでなく社会的・心情的に変わってゆく兆しを見出せるような気がしました。また、国を超えた交流によって、人々がエンパワー（力を持つようになる）されてゆく姿も垣間見られたように思いました。

3−4　患者の願いとしての病名変更

病名による誤解

　筋痛性脳脊髄炎／慢性疲労症候群（ME/CFS）は、世界保健機関の国際疾病分類（ICD-10）において、神経系疾患と分類されていますが、原因が特定化されず、治療法もない病気です。

　そして病名が患者の実態を全く表していないことも、長い間患者にとって大きな不満の種でした。2012年3月22日のテレビ東京では、『慢性疲労症候群　「疲労」と呼ばないで』と題する特集番組が放送されました。病によって誤解や偏見が生まれるという意味で「慢性疲労症候群」というのは、「スティグマ付けされた病」と言えるでしょう

　スティグマとは、社会的偏見によって、社会から被る負の烙印のことです。この概念は、1963年に社会学者のE.ゴフマンの著作で紹介されたもので、人種や民族や信条、犯罪歴などがスティグマを生むことが知られています。病や障がいもスティグマを生むことが今日知られています。例えば歴史をひも解くと、いくつかの感染症の患者などには非常に厳しいスティグマが負わされてきました。「慢性疲労症候群」も同様に、「怠けている」とか「詐病」といわれ、社会からの無理解と偏見にさらされてきたのです。

ハンセン病の患者運動

　このような、病によるスティグマを払拭しようとして過酷な運動を繰り広げてきた病の代表としてハンセン病（ハンセン氏病と「氏」をつけることもある）が挙げられます。ハンセン病はかつて、「らい病」（英語ではLeprosy）と言われ、人権を侵害するような方法で隔離が行われ、患者の人生は踏みにじられてきました。ハンセン病にかかった人々は、病気によ

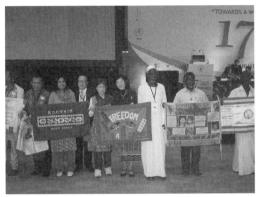
国際ハンセン病会議での患者団体。
2008年、インド。

る身体的苦痛だけではなく、忌み嫌われる者としてスティグマ付けをされ、社会から疎外されることに苦しんできたのです。

　しかし、そうした中で社会からのスティグマを覆そうと努力してきた人々がいました。その中心は、ハンセン病にかかった患者自身でした。ハンセン病当事者が立ち上がり、患者会（全国療養所入所者協議会：全療協）を中心に、自らを疎外する社会に向かってスティグマを不当なものとして訴えかけてきたのです。

　全療協では、古来より多くのスティグマや偏見を惹起してきた「らい病」という病名をなくし、「ハンセン病」へと変えることを、1952年から訴えてきました。これは、アメリカのルイジアナ州カービル療養所の入所者達が、「らい Leprosy」をやめ、らい菌の発見者であるノルウェーの医学者、アマウエル・ハンセンにちなんで「Hansen's Disease」と呼ぼうとする運動に倣ったものでした。

　この病名変更の活動はしだいに社会的に広がっていき、やがて1970年代後半になると、新聞などの日本のマスメディアからは「らい」は消え、「ハンセン病」という呼び名が定着していきました。ただし、厚生省（現：厚生労働省）は、1996年に「らい予防法」が廃止されるまで、長きに渡って名称の変更を認めることはありませんでした。また医学関連学会である「日本らい学会」が「日本ハンセン病学会」に名称変更したのも、1996年に「らい予防法」が廃止された後のことでした。患者が病名変更を要求してから、約半世紀たってからやっと、行政や医学会は動いたのでした。

ただいったん動いた後の行政や医学会は、ハンセン病のスティグマ削減のために様々な対応をしてきています。例えば日本ハンセン病学会は2010年に、歴史上のハンセン病患者を、誤解を招くような性格付けで登場させたゲームソフト会社に対して、偏見・差別を招く表現を避けるように要望書を提出したりしています。

日本だけでなく多くの国で、ハンセン病には独特のスティグマ付けがされ、患者や回復者の方々は様々な差別に苦しんできました。しかし、こうした状況を、人々の連帯によって変えていこうという動きもあります。その一つが「アイデア IDEA: International Association for Integration, Dignity and Economical Advancement」です。

「アイデア」は、ハンセン病の患者や回復者の方々が、社会的に認められ経済的にも自立し、尊厳をもって生きていくことをサポートする、当事者と支援者による国際組織です。日本にも支部があり「アイデア・ジャパン」として、日本の、そしてアジアのハンセン病患者と回復者の方々のための活動をしています。

一刻も早い病名変更を

ハンセン病の辿った歴史をみるとよく分かるのですが、行政や医学会は、病名を変えることにとても慎重です。しかし病名が早く変えられなかったら、その間、患者はずっと偏見や差別に苦しむことになります。スティグマが除去されないままで患者を放置することは許されないと思います。

また、この例からは、たとえ行政や医学会が病名変更に慎重な姿勢を崩さないとしても、社会の人々がスティグマ付けされた病名を使わないようにすれば、実質的な病名変更が可能だということも分かります。しかも、患者がメディアの力を借りたりしながら、病名を変えてきた前例は他にもあります。たとえば「精神分裂病」は「統合失調症」に、「老年痴呆」は「老人性認知症」に変更されました。

「慢性疲労症候群（CFS）」という名前を変えて欲しいという願いは、日本だけのものではなく、世界中の患者達の望みです。そのために患者会は、

関係者に対する事前の説明や相談も怠りなく進めてきました。この病気の専門医と言われる医師たちや医療問題に詳しい医師たちに相談し、厚生労働省の疾病対策課にも事前に説明をしてきました。

　ただし正確に言うと患者会は、「筋痛性脳脊髄炎（ME）」へと病名変更することだけを求めているのではありません。「慢性疲労症候群」という病名は病態を表していないので、一刻も早く研究を進め、病態にふさわしい病名に変更して欲しいと願っているのです。現在のところ「筋痛性脳脊髄炎」が最適と考えていますが、もし今後、研究が進んで別の名前がふさわしいという状況になったら、再考の余地はあるのです。

病名は恣意的

　ところで病名とは何でしょうか。実は、そもそも病名というのは恣意的につけられている、という側面もあります。

　たとえば病名は、病態を表す名前であることもありますし（例：多発性硬化症、心筋梗塞）、病気を最初に報告したり病因を発見したりした人の名前であることもあります（例：ベーチェット病、川崎病）。ハンセン病も、既に記したように、菌を発見したノルウェーの医学者アマウウェル・ハンセンの名前に由来しています。その他にも、病気になる患者が沢山出た地名（例：水俣病、四日市ぜんそく）、病態の雰囲気を表現する名前（例：がん、イタイイタイ病、もやもや病）などなど、いろいろな根拠によってつけられています。

　さらに、同じ病気なのに複数の名前で呼ばれている病気もあります。たとえば、厚生労働省の出している患者調査などが所収されている『国民衛生の動向』で、いわゆる脳卒中の統計が示されるときには、「脳卒中」、「脳血管障害」、「脳血管疾患」という３つの病名が、特に何の区別もなく混同して使われています。

　ちなみにアメリカの小児科医で筋痛性脳脊髄炎／慢性疲労症候（ME/CFS）の患者を長く診てきたデイヴィッド・ベル医師は、この病気を「千の名前を持つ病気 The Disease of a Thousand Names」といい、同名のタ

イトルの本を出版しています。

　すなわちこの病気は、Chronic Fatigue Immune Dysfunction Syndrome, Chronic Immune Activation Syndrome, Fibrositis, Fibromyalgia, Chronic Epstein-Barr Virus Syndrome, Myalgic Encephalomyelitis, Benign Myalgic Encephalomyelitis, Atypical Poliomyelitis, Iceland Disease, Akureyri Disease, Tapanui Flu, Royal Free Disease, Yuppie Flu, Raggedy Ann Syndrome, Atypical Multiple Sclerosis, Antibody Negative Lyme Disease, Ecological Disease などといった沢山の病名が付けられているのです。

患者の願い

　病名に限らず医学や科学それ自体も、純粋に「客観的」な「真実」ではなくて、ある時代、ある社会文化において、再現性のある反復可能な実験によって証明されたと専門家集団で了解されているもの、と捉えることができます。つまり、医学や科学というのも、さほど確固たるものではなくて、不確実で流動的なものなのではないでしょうか。実際に、遺伝子や再生医療の最近の研究などによって、医学の教科書はどんどん書き換えられています。

　患者会は、病名変更を要求することで、現在の医学に揺さぶりがかけられ、研究が進み、病因が解明され、さらに治療法が開発されるようにと、切に願っています。今回の病名変更は、その希望をかなえる第一歩であり、偏見を断ち切り「生物学的要因のある病気」であると医療関係者や一般社会の人々の理解を求める、勇気ある宣言なのだと思います。

3−5 「障がいは慢性疾患」についての一考察

リハビリ180日制限問題

　日本では2006年の診療報酬の改定によって、リハビリテーションは原則として180日以内になりました。その結果、従来のように治療ができなくなった、治療を受けられなくなったと言う声が聞かれるようになりました。

　もちろん、主治医によって改善が見込まれると判断されれば、180日を超えるリハビリテーションが保険診療の範囲で可能になりますが、その時間数は限られたものであるといいます。また、制限が存在すること自体が、医師に180日以上のリハビリテーションをためらわせることも指摘されています。このことは、少し極端な物言いではありますが、医師ではなくて制度が患者への医療提供を決めてしまっている、と解釈できるでしょう。

　アメリカでも同様に、1970年代から始まった健康維持機構（HMO）によって、次第に、医師ではなくて保険会社が、「患者にとって必要な医療とそうでない医療」を決定するようになったと言われています。そしてこの傾向は、年を経ると共に強まってきているともいいます。これは医療一般に当てはまるもので、リハビリテーションも同様です。

　2007年に、ニューヨークのバーク・リハビリテーション病院において、リハビリテーション科の部長と、そこに心臓リハビリで20年間、断続的に通っている患者に話を聞いたことがあります。彼らの話によると、15年くらい前までは、医師は患者のために第一と思えるリハビリを行うことができ、患者も必要と思えるリハビリができていたそうです。しかし、今はかなり制限されるようになった、ということでした。

　ちなみにバーク・リハビリテーション病院は、かつてスーパーマンを演じたクリストファー・リーブが乗馬による事故で脊椎損傷となって治療を受けていたこともある、地域を代表するリハビリ専門病院です。プールが

併設されていて、水中でのリハビリなども行われていました。

障がいは慢性疾患

　ところで2008年に、今度はボストンで、神経リハビリテーションの学会に参加する機会がありました。この学会はブレイントゥリー・リハビリテーション病院という、ボストン郊外にある地域の中核病院が主催したものでした。この学会発表の中では、「脳卒中は慢性疾患」という報告が特に興味深く思われました。

　この発表の趣旨は、一般に脳卒中は、発症後半年経つとプラトーと呼ばれる「状態にあまり変化がない」状況にあると考えられているが、そうではなくて、それ以降も段階的に良くなることもあるし、たとえ悪くなった場合もフォローアップすることが大切なのだ、ということでした。脳卒中を急性期の病気として捉えると、発症後一定期間が経過すると病気ではないと見なされて医療の対象から外されやすいのですが、慢性疾患と考えて医療の俎上に乗せておこうというパラダイム・シフト的(考え方の大転換)な発想で、とても新鮮に思えました。

　これは脳卒中に限らず、「障がいは慢性疾患」として障がい一般に当てはめてもよい部分があるでしょう。ただしこの発想は、近年一部のリハビリテーション医学や障がい学が主張してきた、障がいを「医療モデル」ではなくて「社会モデル」で捉えようという思想と逆行するように見えてしまいます。つまり「社会モデル」は、障がいを治そうとする医療（＝リハビリテーション）を否定する形で、社会のあり方を変えることで障がいから生じる不便さを解消しようとするものです。だから、障がいを慢性疾患と捉えることは、この視点からはかなりスキャンダラスなことに映ります。

　確かに個別の事例を見ると、障がいを持つ人に、医療が負の影響を与えてきたこともあるでしょう。ただそれと同時に、人によって、あるいは症状によって、障がいを持つ人にとって医療が必要な場合もあるでしょう。よって「医療モデル」か「社会モデル」かの二者択一には陥らない成熟した議論が必要となってくるでしょうし、「障がいは慢性疾患」と捉えるこ

とも、ある場面においては大事なことになってくるでしょう。

　ポリオやポストポリオ症候群に関しても、医療が必要な際は必要と主張でき、制限されることがないような状況が望まれます。ただし、そのための思想が「ポリオは慢性疾患」と捉えることであるかどうかは、現段階で結論を出せることではありません。当事者の方々、そしてリハビリテーション医療に関わる方々が、議論されることに期待したいと思います。

　そして、制度や保険会社によってではなく、医療者との話し合いに基づいて、どのような医療がどのくらい必要なのか、患者が自己決定できることが望まれます。先端医療だけでなくリハビリテーションの領域にも、「インフォームド・コンセント」や「生命倫理・医療倫理」の概念は重要となってくるでしょう。

〈参考文献・資料〉

・Lorenz, Laura, Brain Injury Survivors: Narratives of Rehabilitation and Healing, Lynne Rienner Publishers, 2010.

・『脳卒中を生きる意味』 細田満和子著 2006年 青海社

・「フォトヴォイス―写真と語りによる障害体験作品展―」 細田満和子、ペギー・ロバーツ、ローラ・ロレンツ著 2010年 臨床作業療法 Vol.7、No.3、254-257頁

・The Disease of a Thousand Names, Bell, David, 1988, Pollard Publications, NY.

・『スティグマの社会学―烙印を押されたアイデンティティ』 アーヴィング・ゴッフマン著 石黒毅訳 1984年 せりか書房（原書 Stigma:Notes on the Management of Spoiled Identity, Goffman, Erving, 1963, Prentice-Hall.）

・「『病の経験』を聞き取る―ハンセン病者のライフヒストリー―」 蘭由岐子著 2004年 皓星社

・「筋痛性脳脊髄炎／慢性疲労症候群」 篠原三惠子著 2012年、MRIC Vol.362 医療ガバナンス学会 http://medg.jp/mt/2012/01/vol362.html （2014年3月3日閲覧）

・『全患協運動史―ハンセン氏病患者のたたかいの記録』 全国ハンセン氏病患者協議会編 1977年 一光社

・『復権への日月―ハンセン病患者の闘いの記録』 全国ハンセン氏病療養所入所者協議会編 2001年 光陽出版社

・日本ハンセン病学会のホームページ
http://www.hansen-gakkai.jp/doc/basara100216.pdf （2014年3月3日閲覧）

第 4 章

医療ガバナンス

4－1　制度と現場のコンフリクトを越えて
―さまざまな立場を繋ぐ役割

アメリカ社会学会

　2011 年の 8 月終わりから 9 月初めにかけては、日米においていくつか
の会議やシンポジウムに参加する機会がありました。そうした会議に参加
して改めて、制度と現場の間の隔たり、医療改革の理念と現実、繋ぐ役割
の重要性などを感じました。

　2011 年のアメリカ社会学会は、8 月 20 日から 24 日まで、ラスベガスの
シーザーズ・パレス・ホテルを会場に行われました。テーマは「社会的相
克／矛盾／紛争（Social Conflict）」。貧困や格差など普段は社会問題を論
じている社会学者たちが派手なホテルに集う様は、まさに矛盾を表してい
ると思いました。ただ、ラスベガスはギャンブルや贅沢なショーで有名な
一方で、ホームレスの多い場所としても知られていますので、これは矛盾
の中に身を置く良い経験でもあると思いました。

　社会的コンフリクトは社会学の最も主要なテーマのひとつでありますの
で、口頭発表では、あらゆる社会的場面や日常生活において生じてくるコ
ンフリクトを解明するため、様々な立場の力関係や集団の動きが分析され
てきました。初日の医療社会学のセッションでは、医療における「制度
レベルの要求 system-level demands」と「個人レベルのニーズ individual
needs」のコンフリクトというテーマの報告がいくつか行われました。

　中でも非常に興味深かったのは、かつては入院加療が必要な病状の患者
であっても、現在は在宅でセルフケアをしながら療養生活を送るように
なってきたが、その事に起因する問題も生じている、という報告でした。
アメリカでは医療費は高騰し続け、GDP に対する医療費は約 16 パーセン
トと先進国の中でも群を抜いて高い割合となっています。そこで、入院期
間を短縮して医療費を抑制しようという動きが従来からあり、近年の在宅

医療技術の進展は、その傾向を後押ししています。その結果、1970年に入院と在宅の比率は279対1でしたが、2004年には12対1になりました。

　ここで問題になってくるのが、自宅でのセルフケアの安全性と有効性です。報告によると、患者の中には、十分なセルフケアのトレーニングを受けないで退院してしまった人も少なくないということでした。そして、ペットや子どもの行き来するリビングで注射をしていたり、トイレとお風呂が一緒のバス・ルームの中で薬剤を混ぜていたりと、安全性や衛生面で大きな問題があることが明らかになりました。

　アメリカでは、かつて健康保険への加入は個人の自由意思によるものでした。しかし2010年3月にヘルスケア改革法が成立し、健康保険への加入は基本的に義務となりました。これを受けて、今後は健康保険加入者がさらに増え、医療（サービスも費用も）が足りなくなるのではないかと危惧されています。そこで、ますます病院から在宅へという制度側の動きが強まりそうなのです。そうした中で患者のニーズに応じて、病院や在宅での医療が適切に行われているか、検証して警告を発していくことはますます重要になるでしょう。

日本看護管理学会

　次はラスベガスから東京へ飛び、1週間の間に4つの集まりに参加してきました。まずは日本看護管理学会（2011年8月26・27日開催、於：京王プラザホテル）で、学会のテーマは「先をよむ」というものでした。私もランチョン・セミナーで「チーム医療と公衆衛生—人々の健康はみんなで守る」というタイトルで、健康が様々な要素で成り立っていること、それぞれの専門職は立場が違うからこそ、複眼的に人々のニーズを把握でき、サービスが提供できること、専門が違えば意見に離齬が生じるのはむしろ当然なので、対話によるすり合わせによってよりよい解決策が見つけ出せることなどを話しました。

　また、在宅や地域の場面においては、介護や福祉の要素も入ってくるので、「チーム医療」ではなくて「チーム・アプローチ」と呼び名は変

わるかもしれないことにも言及しました。ただしその場合も、異なる専門性を持つ複数のスタッフが、話し合いによって最も適切な医療ケアを提供するという本質は同じということも話しました。これを可能にする養成段階からの試みについても「多職種協働型医療専門職養成（IPE：Interprofessional Education)」として言及しました。

　会場では、日本看護協会会長の坂本すが氏の著書に出会いました。そこには、近い将来、超高齢化が進展する状況の中で、地域での安全で自分らしい暮らしを支援する訪問看護ステーションはほとんど増えていないことと、「施設と在宅の隙間」で困る人が大勢生まれていることなどが記されていました。そして、基本は在宅で週数回の訪問看護を提供し、「たまに滞在、たまにショートステイ」ができる「看護のいえ」が提案されていました。施設と地域の隙間を埋めるという課題への具体的処方箋として、とても興味深いものだと思いました。

『ランセット』日本特集号出版記念関連

　イギリスの医学誌『ランセット』の日本特集号出版記念関連で行われた二つのシンポジウム「21世紀に向けての医療専門職教育：相互依存的世界におけるヘルス・システム強化のための教育の変容（Education of Health Professionals for the 21st Century)」（2011年8月31日開催、於：東京大学）と「医療構造改革の課題と展望：3月11日の大震災を越えて」（9月1日開催、於：国連大学）にも参加してきました。

　前者の医療専門職教育についてのシンポジウムでは、多くのシンポジスト達が、多職種によるチームワークができる医療専門職の養成の重要さを訴えていました。また、後者の医療構造改革についてのシンポジウムでは、高齢化の進む地域医療を支える総合医の育成、コミュニティを政策決定単位として人々の生活を守ること、人間の安全保障という概念に基づく医療改革、地域に合わせた医療提供を可能にする地方自治体への権限移譲などが話されました。

　高齢化が進み、医療の形も今のままでは立ち行かなくなることが予想さ

れている中で、各地域のニーズに合致した医療の形を構想し、それを実現するためにそれぞれの専門性を発揮して協働できる医療専門職を養成していくことが必要なのでしょう。

患者会のミーティング

2011年9月5日には、かねてから親交のあった脳卒中サバイバーの方が主宰する患者会のミーティングに参加してきました。この患者会では、脳卒中者が退院してから自宅で安心して暮らせるまでの案内になるよう、地域サービスの情報、制度の利用の仕方、日常の注意点や心構えなどを記した小冊子を作っていました。

かつて脳卒中者が退院する時は、病院から地域の保健師のところに連絡が行き、保健師が戸別訪問をして地域のサービスや保健センターで行う機能訓練教室を紹介していました。ところが介護保険が始まって以来このような仕組みはなくなり、脳卒中患者はいきなり地域に放り出されるようになったといいます。そこでこの患者会では、区からの補助を得て小冊子を作ったのです。

しかし、ここにはいくつか問題もあるとのことでした。まず、このような冊子を作っても、なかなか置いてくれる病院や施設がないこと。また置いてくれる病院等があったとしても、今度は区の方から、区のお金で作ったのだから、区民以外には渡さないでほしいという要請があるということなどです。冊子を作った患者会の主宰者は、このような病院や行政の態度に諦め顔でした。

「多職種協働型医療専門職養成 IPE」と「医療改革」の理念と現実

以上、短い期間に参加したいくつかの会議は、日本が現在抱えている、そして近い将来抱えることになる深刻な問題をテーマとしていて、どれもとても興味深いものでした。しかし同時に、このすべての会合の参加者(看護師、医師、政治家、医療研究者、患者など)が、もし一堂に介して意見

交換できるような機会があったらどんなにいいだろうとも思いました。

　というのも、あるシンポジウムで医療行政の専門家から、「患者会は自分たちの半径5メートル以内しか見ていないので、意見を聞いても仕方ない」というような発言が聞かれたからです。一方、患者会の方からは、行政や医療は当事者のことを全然分かっていないという批判の声がよく聞かれたりします。また、チーム医療をうまく行える医療専門職養成（IPE）を目指すなら、医師だけでなく看護職やその他の医療専門職種も交えて教育やトレーニングを考えてゆかねばならないでしょう。

　目標は同じなのに、それぞれの立場の人々が別の場所で議論をしていて交流が行われないというのでは、目標を達成するまでの道は遠いでしょう。それどころか、達成するための方法を見つけるのも難しいでしょう。病院と地域とをつなぐ試みをしている現場の人たちの声が、制度設計や運営に携わる人に伝わったら、どんなにいいことかと思います。それは、人間の安全保障という概念に基づく医療改革の理念を現実のものにするための一つの具体例にもなるのではないかと思います。

制度と現場のコンフリクトを越えて

　日本医療政策機構の実施した「日本の医療に関する 2010 年世論調査」によれば、医療機関の患者に対するサービス、治療方針への患者自身の意見の反映、医療の安全性、診断・治療等の技術の質など、現場の医療提供については、回答者の半数以上が満足していると答えています。その一方で、制度決定への市民参加の度合い（制度に国民の声が反映されているか）、医療制度の分かりやすさ、制度決定のプロセスの公正さなど、医療制度については、8 割以上の回答者が不満と答えています。

　今日、医療不信が高まっているといわれています。しかし、この調査結果を見れば、人々の不満は現場で医療行為を行っている医療者に向けられているのではなくて、市民の声を聴かないままに不透明な政策決定が行われていることに向けられていることが、はっきり分かります。

　医療制度と個々の人々との間のコンフリクトは、アメリカ社会学会の医

療社会学セッションでもテーマであったように、日本に限らないどこの国でも抱えている大きな問題です。このコンフリクトを乗り越えるには、やはり制度を作る側と現場で実践・利用する側との対話によって、制度をより良いものに、より理解しやすいものにしてゆく必要があると思います。

さまざまな立場を繋ぐ役割

ただ、政策決定の側にいる人々が危惧するように、確かに個々人のニーズはそれぞれに独特のものがあるので、一つ一つの意見を聞いて政策に反映させることは無理だという意見も分からなくもありません。

そこで、政策提言や制度改正の働きかけをしたりするアドボカシーが必要になってくるのだと思います。例えばボストンで出会ったいくつもの患者会は、活動の大きな柱として、情報提供やピア・サポート（仲間同士の支えあい）の他にアドボカシーを掲げています。アドボカシーは日本語では「権利擁護」や「代弁」と訳されていますが、私にとって以前は、実際にどんなことを指すのかイメージできずに、意味を汲み取りづらい言葉でありました。しかし、アメリカでいくつかの患者会と交流して具体的な活動を知るようになり、アドボカシーの意味や役割が理解でき、その重要性を強く感じるようになりました。

日本でも今日、個々の会員の意見を集約し、医療制度や医学研究に対して代替案を提示したり意見を述べたりする力をもつ、同じ病気や障がいごとに結成された患者団体がいくつもあります。さらに、そのような患者団体同士が連携したり、同盟関係を結んだりしている例もあります。このような集団は、制度と現場のコンフリクトを超えるための媒介（catalyst）になる可能性があり、今後、医療制度を改革する上で重要な役割を期待できると思います。私自身も、様々な立場を繋ぐことができるよう更に研鑽を積んでいきたいと思います。

4-2 大統領のディナー—人々の声を聴くということ

4人のゲスト

　2010年11月のある木曜日、アメリカ大統領のバラク・オバマ氏は、ホワイトハウスにおいてディナーを主催しました。ゲストは、どこかの国の王様や首相ではなくて、教師を務めて得た退職金を取り崩しながら3人の息子を大学に行かせている女性、二種類のがんを患いつつ保険会社と支払いのことで闘っている母を持つシングルファザーの男性、3人の子どもの賛同を得られないまま新しい事業に取り組もうとしている初老の男性、そして2008年の大統領選挙戦で民主党を応援した無名のアーティストの女性の4人です。オバマ氏は、ミシェル夫人と共にゲストを温かく迎え入れ、彼ら／彼女らの話を聴きました。背後に、同じ悩みや希望を持った多くのアメリカの人々が控えていることを思いながら。

　このディナーの話は、「オーガナイジング・フォー・アメリカ」という、民主党オバマ支持者の登録しているメーリング・リストで流されたものです。この話のすぐあとには、実際にこのディナーに招かれたアーティストの女性がその時の様子を書いた文章が流されました。オバマ氏のディナーは、政治がワシントンのロビイストや利益団体に左右されるのではなくて、彼が「you」と呼びかける、一人一人の国民のためになされるべきことを象徴するものでした。

かつての闘い

　ディナーに招待して、困難に直面している人々の生の声を聞くとは、なんとスマートなやり方でしょう。これがアメリカ式というものなのでしょうか。ある意味でそうなのかもしれませんが、ここに至るまでには長く厳しい為政者と人々との闘争の歴史があったことも、アメリカ社会のもうひ

とつの真実です。

つい最近、かねてより親交のあったマサチューセッツ脳障がい者協会（BIA-MA）から、1990 年に成立した障がい者差別を禁止する「障がいを持つアメリカ人法（American with Disability Act: ADA）」が成立するまでの、障がい者運動の一端を映し出した映像を紹介してもらいました。

それは衝撃的な映像でした。車椅子から降りて、ホワイトハウスの階段を腕の力で這い登る足の不自由な人々。警官に追い払われて散り散りにされないように、互いの車椅子や体を太い鎖で縛っている姿。警官に車椅子を倒されて、地面に横たわる男性。「障がいを持つアメリカ人法」は、障がい者が、文字通り体を張って、命を懸けて成立させたものなのだと、震えるような思いがしました。

同法が成立した時、署名をしたのは当時大統領だったジョージ・ブッシュ氏でした。その時の写真を見ると、署名をするブッシュ氏の両脇に、にこやかに微笑んでいるスーツ姿の車椅子の障がい者の姿が映っています。このスナップ・ショットに至るまでには、これほどまでに激しい闘いがあったとは、障がい者の歴史の光と影を見た思いがしました。

日本でもあった闘い

翻って日本でも、障がいを持つ人々は為政者や社会に向けて声を上げてきました。例えば 1970 年代後期の「青い芝の会」の脳性マヒの方々の運動は、日本における障がい者の歴史の画期になる出来事でした。事の次第は、1976 年に神奈川県川崎市において、市交通局と東急バスが車椅子のままのバス乗車を拒否したことから始まりました。この処遇を不当だとして、1977 年になって、「神奈川青い芝」等は激しい抗議行動を起こしました。

当然当局は、抗議行動を抑えにかかり、闘争になりました。その激しさは、アメリカの障がい者たちの運動に勝るとも劣らないものでした。こうした運動は、国連の指定した 1981 年の国際障害者年に向けたいくつかの制度改正に影響を与え、日本の障がい者を取り巻く状況は少しずつ改善するようになりました。

運動とその成果

　青い芝の会の方々が、バス乗車拒否に対して行った抗議運動は、1960年代のアメリカにおける公民権運動を彷彿させます。アフリカ系アメリカ人の少女ローザ・パークスは、バスの座席に座っていた時に、車掌から白人のために席を譲れと言われましたが、これに従わずに罰せられました。ここから大きな問題が勃発しました。

　多くの市民は、この差別的な慣例に反対の意を表するために、バスに乗ることを拒否するボイコット運動を始めたのです。この運動は瞬く間に全米に広がり、人種による差別を撤廃する公民権運動（Human Rights Movement）に繋がりました。この運動の拡がりと影響力は甚大で、その思想は今日のアメリカ社会を特徴づけるものとなっているといえます。

　アメリカで育った我が家の娘たちも、幼稚園から小学校低学年に至るまで、毎年繰り返し2月の「ブラックの遺産継承月間（Black Heritage Month）」になると、ローザ・パークスやマーティン・ルーサー・キング・ジュニアの物語を学校で話し合い、差別を許さぬ心、不当なものに対してはたとえ子どもであっても立ち向かう勇気を学んでいました。こうしたことが、アメリカ人の大好きな言葉である「変化 Change」や「変革 Make a difference」の原風景であり、アメリカ教育の基本中の基本なのだと思いました。

　ただ、同じバスのボイコット運動でも、日本の青い芝の会とアメリカの公民権運動との間には決定的な違いがあります。それは、のちの社会での受け継がれ方です。ローザ・パークスは人種差別撤廃の偶像になり、アメリカ中の子どもたちが、その物語を授業で学び、ローザの勇気を讃えて、差別の悪を撲滅させようと誓っています。一方、青い芝の会の方は、その存在を知っている人は、ごくわずかの当事者か関係者だけにとどまっています。

　今日に至るまで、日本にも社会運動はいくつもありました。1960年代の安保闘争、70年代の公害に対する反対運動、80年代の消費者運動、90

年代の環境運動、そして福島第一原発事故後の今日では脱原発運動などがあります。

しかし、日本においてそうした運動は、どのくらい評価され、どんな成果を上げ、人々に語り継がれてきたでしょうか。すべてがそうとは言えませんが、多くの社会運動において、活動家や協力者が偏見にさらされたり、声を上げても聴いてもらえなかったり、実質的な効果がなかなか上がらなかったりしてきたように思われます。

運動をしても社会は変わらないという経験は、声を上げる人々に諦めの念を抱かせてしまいます。声を上げる人々が諦念を持ってしまい、闘いをやめる時、この国はどうなってしまうのだろう、と憂慮せずにはいられません。

「制度の谷間」からの叫び

それでも今、大変な闘いに挑んでいる人たちがいます。いまだ病気が解明されていなかったり、検査の方法が分かっていなかったり、評価基準ができていないという医療側や行政側の都合だけで、身体の不具合を抱えながらも見棄てられる、「制度の谷間」に陥った、病や障がいを持つ人々です。かれらは、自分たちの背後に、多くの患者（patient、苦しむ人）が、病人や障がい者と見なされずに必要なサービスを受けられないで困難に直面していることを思いやり、身体の辛さをおして声をあげ、行動を起こしてきています。

第3章でご紹介した「筋痛性脳脊髄炎／慢性疲労症候群の会」の篠原三恵子さんは、その代表的な人物です。また、福島県在住で、2011年3月の東日本大震災によって自宅が居住不可能になり東京に避難してこられたKさんもそのひとりです。Kさんは、10年前から多発性嚢胞腎と多発性肝嚢胞を患っていて、数年前には肝臓切除術を受けて60針も縫いました。また、デスモイド腫瘍のため開腹術も行い、他にも気管支喘息、難治性腹水、慢性疼痛、座位・立位・歩行困難、不安障がいなどを抱えていて、数メートルの自力歩行も困難な状態です。

しかし、病名が、難病や特定疾患のリストに載っていないので、障害者手帳は受給対象外となってしまい、行政からは何の社会的サービスも受けられていません。福島でも、居住している千代田区でも、行政の福祉担当者には支援的な態度で対応されるどころか、サービスはないと門前払いをされているのです。

　そればかりではなく、行政の窓口では、理不尽な嫌がらせや、ハラスメントにあたるような言葉による攻撃を受けたともいいます。「区民でない」、「千代田区ではサービス受給認定されるのは『病状安定者』のみ。あなたはこの２週間、病状不安定で、入院中もしているから認められない」。このような言葉に、Ｋさんはどれほど傷ついたことでしょう。

　どこへ行っても障害者手帳がないために、一般健常者扱いで、役所や病院から追い出され、住む場所の確保も困難で、幾度も死の恐怖にあったともいいます。千代田区では、これを見かねた近所の教会信者や主婦などが、相談に乗ってくれたり、世話をしてくださったりしているそうです。

　ホテルでの避難生活が半年以上と長期にわたり、立ち退かなくてはならなくなった時、Ｋさんは都営アパート（新宿区）が避難民の住居として提供されているということを知り、応募して引越しできるようになりました。ただ、その引越しの支援も行政はしようとしませんでした。数メートル歩くのも困難な人が、ひとりで引越しをできるわけがありません。何とかならないものかと、東京大学医科学研究所教授の上昌広氏に相談したところ、研究室で学生ボランティアを募集して下さいました。東京大学医学部２年の学生２人が志願して下さり、引越しは無事に行われました。

闘わなくてもすむために

　なぜこのように、身体的にも、精神的にも、経済的にも最も大変な困難を抱えている人たちが、自ら闘わなくてはならないのでしょうか。それは、黙っていたままでは、社会の中で生きていくことができないからです。今日、病気や障がいを持つ患者といわれる人々が、政治や行政や専門職にむけてさまざまな声をあげてきています。疾患に関する適切な医療を提供す

るよう、研究を進めるよう、そして適切な社会サービスを受けられるよう、働きかけをしています。

　こうした患者の思いは、私が知る限り、何かを全面的にしてもらおうという過剰な要求ではなく、社会参加をするために少しのヘルプがほしいという、切ない望みなのだと思います。移動やコミュニケーションが困難な患者は、社会的に疎外された状況に陥っています。そんな時、車いすがあったら、介助があったら、その人は社会の中に出てゆくことができます。これは人が生きる上で決定的に重要なことなのです。

　社会参加を促進するサービスは、社会の側で用意してしかるべきだと思います。ノーベル経済学賞受賞者で、現在ハーバード大学教授であるアマルティア・セン氏は、人々がなにかを実際にできる自由（機会）があるかどうかを「ケイパビリティ capability」といいました。これは「潜在能力」とも訳されています。こうした「ケイパビリティ」を妨げる政治的、社会的な障壁を取り除き、人々の自由や選択の幅を広げる事、すなわち「ケイパビリティ」を高める事が、人権という観点からもとても重要だと、セン氏は指摘しています。

　社会参加を妨げている障壁を取り除き、社会参加ができる状況にすることは、途上国においてだけでなく、どの国においても重要だと、以前、セン氏とセミナーでお会いした時、インドなまりの早口の英語できっぱりとおっしゃっていました。（余談ですがアメリカでは、母国語なまりの英語を話す人の方が、流暢に英語を話す人よりも敬意を払われる傾向にある、と何人ものアメリカ人から聞きました。母国語なまりの英語は、大人になってから英語を学んだという努力の証で、複数語を話せる証拠だからだそうです）

　現在の様に患者が闘わなくてはならないのでは、負担が大きすぎるように思います。アメリカ大統領が、困っている人たちをホワイトハウスのディナーに招待して、彼ら／彼女らの話をよく聴いたように、日本でも首相官邸の晩餐会に招待するように、とまでは望みません。しかし、日本でも人権を大切だと考えるならば、少なくとも為政者や行政の関係者は、門前払いをするのではなく、当事者の話をきちんと聴いてしかるべきだと思います。

4-3　医療者と患者の協働で医療を変える
〜筋痛性脳脊髄炎／慢性疲労症候群（ME/CFS）〜

国際 CFS/ME 協会の会議

　2011 年 9 月 22 日から 25 日まで、カナダのオタワで IACFS/ME（国際慢性疲労症候群／筋痛性脳脊髄炎協会）の主催する「エビデンスから実践への変換」というテーマの会議が開催されました。この会議には研究者、臨床医、医療行政担当者、患者会代表など様々な立場の人々が、文字通り世界中から集まりました。

　近年、筋痛性脳脊髄炎／慢性疲労症候群（ME/CFS）をめぐる状況は急速に変わってきています。オタワの会議においてアメリカ CDC（疾病管理予防センター）のエリザベス・アンガー氏は、もはやアメリカで精神的な原因が慢性疲労症候群を引き起こすと考えている医師はたったの 14 パーセントにすぎなくなった、と報告していました。

　こうした状況の変化は、ひとつには近年の ME/CFS に関する研究成果によって導かれています。世界的権威であるハーバード医学校教授のアンソニー・コマロフ氏によると、この 20 年の間に 5 千を超す研究がなされてきたそうです。今や ME/CFS は、ウイルスや細菌など何らかの要素が発症の引き金となる、後天的器質的疾患であるということは、世界的な常識になってきていると言っても過言ではないでしょう。

患者団体のアドヴォカシー活動

　患者団体による働きかけ（アドボカシー活動）もこうした現状の変化をもたらしました。カナダの全国筋痛性脳脊髄炎／線維筋痛症アクション・ネットワーク（National ME/FM Action Network）は、カナダ保健省に呼びかけ、より正確な診断基準を作るように促しました。このアクション・

ネットワークは、1993年に慈善団体として誕生したアドボカシー団体で、代表者はオランダ出身のリディア・ニールソン氏です。

　カナダ保健省は、政府関係者、研究者、医療者、産業界、アドボカシーという5つのステークホルダー（利害関係者）から専門委員を選出し、度重なる修正とワークショップの機会を設けました。このワークショップには、全国アクション・ネットワークの代表も専門委員として選ばれて参加しました。そして、2003年に「ME/CFSの臨床症例定義とガイドライン Clinical Case definition and Guidelines for Medical Practitioners」（通称「カナダ基準 Canadian Definition」）が出されました。

　「カナダ基準」では、「CFS/MEを慢性疲労と混同してはいけない」と明言され、CFSを単なる疲れの集積とする考え方に釘を刺しています。そして患者が体験している「病的疲労」を、「極度の消耗、虚弱、重苦しさ、全身の倦怠感、頭のふらつき感、眠気などを合わせたようなもので、患者をひどく衰弱させるもの」としています。ここではまた、診断基準や臨床評価、患者のサポートと権利擁護を目標とすること、「セルフヘルプ戦術」（自分で病気に対処する方法）なども紹介されています。

筋痛性脳脊髄炎／慢性疲労症候群の患者会

　患者団体は、アメリカやカナダだけでなく、イギリスやドイツ、スペインやノルウェーなど世界各地にあり、ME/CFSに関する情報提供、相互扶助、研究資金援助、アドボカシーなど様々な活動を行っています。

　例えばアメリカでもっとも有力な団体と言われているのは、「アメリカCFIDS協会」です。その他にもアメリカには、主に研究資金援助を目的とした「国立CFIDS基金」や、アドボカシー活動を中心とする「パンドラ PANDORA：Patient Alliance for Neuroendocrineimmune Disorders Organization for Research and Advocacy, Inc」といった全国組織の患者会、並びに州単位や地域単位の沢山の患者会があります。

　「世界ME/CFS患者同盟 Worldwide Patient Alliance（MCWPA）」は、国際的な患者主体の草の根的団体で、政府や社会への働きかけなどを積極

的に行っています。ME/CFS に対する理解を促すキャンペーンの映像も会員が制作しており、患者が医者やカウンセラーのような人々の誤解に満ちた「診断」「治療」にさらされている現状を告発しています。

また、ネバダ州のリノという町には、筋痛性脳脊髄炎／慢性疲労症候群関係の生物医学的研究をするウィッターモア・ピータソン研究所があります。この研究所は、患者家族による資金提供で設立されたものです。これまでに精力的に研究を行い、数多くの研究報告を出してきました。

日本における筋痛性脳脊髄炎／慢性疲労症候群（ME/CFS）

昨今日本は「ガラパゴス化」が進み、世界の水準から取り残されているという言説が流布しています。ME/CFS に関しても、確かに、日本では未だストレスによるとか、疲労が悪化すると発症するなどと誤解されていることも少なくないようです。

しかし、ME/CFS の患者自身に目を転じてみると、世界の今は、日本の今であるといえるでしょう。例えば「ＮＰＯ法人筋痛性脳脊髄炎の会」（旧：慢性疲労症候群をともに考える会）では、これまでに数々の ME/CFS 関連の英文の論文や紹介文を日本語に翻訳し、紹介してきています。また、先述したコマロフ教授の講演や世界的標準になろうとしている「カナダ基準」を翻訳し、小冊子として製本して日本の医療専門職などに配布しています。また会の代表の篠原氏は、ME/CFS は器質的な疾患なのだから認知療法の適用にはならないと投書し、イギリスの権威ある医学雑誌『ランセット』（2011 年 5 月発行）に掲載されています。さらに、各国の患者会とも交流を持ち、前述のオタワで開催された国際会議へは会の代表を送りました。

この会が 2013 年 5 月に参議院議員会館で、病気に関する講演会を開催した際には、6 つの党（民主党、自民党、公明党、共産党、みんなの党、社民党）から 8 人の国会議員と 9 人の議員秘書が出席しました。また厚生労働省の疾病対策課と年金局からそれぞれ 2 名が出席。さらに NHK、青森テレビ、朝日新聞、東京新聞はじめ 8 人のメディア関係者が取材に来ま

した。身体の不具合をおして遠方から駆けつけた患者の方も何人もいらっしゃいました。こうして最終的に全参加者は 80 名近くにもなりました。

　講演会では、専門医によって ME/CFS の正確な理解が紹介され、診断・治療のための研究開発促進、社会的サービスの充実という共通の課題が確認されました。私も司会・進行役として参加し、日本での ME/CFS を巡る状況が変わろうとする現場を目の当たりにした気がしました。

　今、ME/CFS の領域では、医療者と患者の協働で医療を変えていこうという動きが、世界のいろいろなところで起きていることも観察されます。これは、医療を変える患者と医療者の協働と捉えられます。こうした現場の証人となることに感慨を持ちつつ、今後の展開を期待しながら見つめていきたいと思います。

4－4　世界の主流としての当事者参画

マサチューセッツ慢性疲労症候群／筋痛性脳脊髄炎と繊維筋痛症
（CFIDS/ME and FM）の会

「この夏、筋痛性脳脊髄炎／慢性疲労症候群の研究は大きく前進するための舵を切った」と、半年ぶりに再会したナンシーは、いつものように低いトーンの落ち着いた声で静かに言いました。彼女は、「マサチューセッツ慢性疲労症候群／筋痛性脳脊髄炎と繊維筋痛症の会」の理事の一人です。この病気を 30 年以上も患っていて、病気についての専門知識は深く、医学研究の進捗状況や医師たちの動向、さらにアメリカ内外の他の患者団体の動きにも精通しています。

　ナンシーは患者のための地域活動も行っていて、地区患者会の例会の場所をとったり、会員に連絡したりしています。例会当日の会場設営もしていて、会員に和やかな楽しい時間を過ごしてもらおうと、スーツケース 2 つにお茶やお菓子をいっぱい詰めて準備し、季節にちなんだ飾りつけもします。私が同行させて頂いた 2 月のバレンタインの月の例会は、ピンクと赤がテーマで、テーブルクロスは赤、紙皿や紙コップやナプキンはハートの模様で、ハート形の置物も用意されていました。

　ナンシーから手渡された、最近のアメリカ政府の ME/CFS 対策についての書類には、次のようなことが書かれていました。

　2012 年 6 月 13 日と 14 日に、米国健康福祉局（HHS：The Health and Human Services）によって、慢性疲労症候群諮問委員会（CFSAC：The Chronic Fatigue Syndrome Advisory Committee）が開催されました。この委員には 10 人のメンバーが選ばれましたが、臨床の専門家、食品医薬品局（FDA）代表を含む 7 人の元 HHS メンバーのほかに、患者会代表者もメンバーとして加えられました。そして、3 時間にわたる公聴会が行われました。その他にも 7 つの患者団体の代表が報告をする機会が設けられ

ました。

　さらに、このCFSACとは別に、HHSは所属を越えての協働を可能とする慢性疲労症候群の特別作業班（Ad Hoc Working Group on CFS）も結成されました。そこには、疾病予防管理センター（CDC）、国立健康研究所（NIH）、食品医薬品局（FDA）など各部局の代表も含まれています。

　こうした委員会や作業班が作られた背景には、オバマ大統領の意向があるといいます。インディアナ・ガジェットというオンライン新聞によると、ネバダ州のリノに住むME/CFS患者の妻は、2011年5月にオバマ大統領に、ME/CFS患者の救済、特にこの病因も分からず治療法もない病気の解明の為に、研究予算を付けて助けて欲しいという手紙を出しました。これに対してオバマ氏は、NIHを中心に研究を進めるための努力をすると回答しました。また、オバマ氏は、偏見を呼ぶCFSという病名にも配慮を示し、MEと併記したとのことでした。

　新聞記事は「これでオバマは新しい友人を何人か作った」と結ばれていました。全米で約100万人いると推計されているこの病気の患者が味方になったとしたら、当時、目前に大統領選を控えたオバマ氏にとって政治的に大きな力になったことでしょう。

スウェーデンにおける自閉症とアスペルガーの会

　スウェーデンのストックホルム県に住むブルシッタとシュレジンは、「自閉症とアスペルガーの会」の有給職員です。ブルシッタには33歳になる自閉症の息子さんがいて、シュレジンには20歳になる自閉症と発達障がいの息子さんがいます。第1章でも述べましたが、筆者は2012年8月に発達障がい児・者への施策や医療を視察するためにスウェーデンを訪れたのですが、その際にこの二人にお会いしました。

　「自閉症とアスペルガーの会」は、当事者も家族も、医療提供者も社会サービス提供者も学校関係者も、関心がある人がすべて入れる会です。親が中心になって1975年に設立され、ストックホルム県内では会員が3千人います。全国組織もあって、こちらは会員が1万2千人います。活動として

は、メンバーのサポートをしたり、子どもたちの合宿を企画したりしています。ホームページがあり、機関誌も出しています。ブルシッタによれば現在の会の中心的な活動は、政治的な動きだといいます。確かに会の活動が様々な施策を実現してきたことは、色々なところで実感しました。

ストックホルム県内には、いくつかの施設（発達障がいセンター）があります。何人もの施設長の方々が、こうした制度や施設をコミューン（地方自治体）に作らせるようにと働きかけてきたのは、障がいを持つ子の親たちや専門職が加入している、当事者や家族の団体だったと語っていました。

さらには、自閉症に対する大学の研究にも、こうした団体は大きな役割を果たしてきたといいます。カロリンスカ研究所に付属する子ども病院における自閉症研究グループである KIND（発達障がい能力センター）は、企業や EU 科学評議会などからの資金援助を受けています。その時大きな後押しになったのが、「自閉症とアスペルガーの会」だったといいます。KIND のセンター長のスティーブン・ボルト教授は、患者会からの大きな支えを強調していました。

スウェーデンでは1980年代に“ハビリテーション”のシステムが作られ、生きていくうえで支えが必要な人々に対する支援が整えられてきました。しかし、しばらくは十分とは言えないままでした。それが 1994 年に施行された LLS（特別援護法）によって、支援の制度は大きく前進しました。この法律の制定にも、患者団体などの利益団体の働き掛けが大きな後押しになったそうです。

2004 年にスタートした自閉症の“ハビリテーションセンター”や、2007年にスタートした ADHD（注意欠陥・多動性障がい）センターでも、責任者の方は口々に、患者会が政治家に働きかけることでセンターが誕生したと言っていました。そして、このような支援を受けることは、ニーズのある人々の権利なのだと繰り返していました。

各国での患者会の現状

2012 年 8 月に開催されたアルゼンチンで開かれた国際社会学会でも、

各国で当事者団体や患者会が医療政策決定において重要な役割を担っていることが報告されました。

　私が発表した医療社会学のセッションでは、イギリスからは「当事者会・患者会とイングランドのNHS（National Health Service：筆者挿入）の変化」、イタリアからは「トスカーナ地方における健康保健サービスの向上と社会運動の役割」と題される研究成果が紹介されました。それぞれ、地域におけるヘルスケア改革に、当事者団体や患者団体のアドボカシー活動が大きな役割を果たしたことに関する実証研究でした。

　最後に私の発表の番となり、「日米における患者と市民の参加」と題した、日本とアメリカの合わせて7つの患者会に対する、アンケート調査とインタビュー調査の結果を報告しました。この調査は、2010年から2011年にかけて行ったもので、患者会の意味と役割について、メンバーに意識を尋ねたものです。アンケートに対しては、日本では132票、アメリカでは109票の有効回答が寄せられ、インタビューの方では23人の方が対象者になってくださいました。患者会は、脳障がい、脳卒中、筋痛性脳脊髄炎／慢性疲労症候群、ポストポリオ症候群（ポリオ罹患後の後遺症）、卵巣がんなどでした。

　当初は、アメリカの患者会の方が日本よりも、政治的問題に発言していくアドボカシー活動への関心が高く、実際に活動も行っているという仮説を立てましたが、どちらの国も同程度に関心が高く、活動をしているという結果が認められました。

　ただし日米とも、患者会がアドボカシー活動を積極的に行うようになってきたのは、ここ10年から20年のことだといいます。それまでは、患者や親たちは問題を個人で抱え込むしかなかったといいます。患者や親たちは、病気や障がいによる身体的あるいは生活上の苦しさを理解されず、ましてや支援など受けることもできませんでした。そして逆に、病気のことをよく知らない一般の人や医療者から、非難するような言葉や態度を浴びせられてきたといいます。

　30年以上も筋痛性脳脊髄炎を患ってきたある患者の言葉を借りれば、「社会からは理解されず、医療者から虐待されてきた」というのです。そ

れは発達障がいを持つ子や親も同様でした。

　スウェーデンでも 80 年代くらいまでは、ADHD や自閉症を持つ子ども達は、さまざまな失敗をしては親や教師から叱られ、親の方も育て方が悪いと周囲から非難されてきたといいます。こうした時代を経て、社会の見方が変わってゆき、2000 年を越えるころから次第に、このような子どもたちへの医療的・社会的サービスが施策として打ち出されるようになったのです。これは、当事者たちの声が、社会の考え方や制度を変えてきた貴重なケースと捉えれられます。

当事者参画の可能性

　アルゼンチンの国際社会学会で同じセッションに参加していたシドニー大学のステファニー・ショート教授は、「私たち社会学者は、特に私の世代は、マルクス主義の影響が大きかったから、体制批判とか、社会運動とか、っていう視点で見ちゃうのよね。でも、今は時代が変わったわね」、とおっしゃっていました。

　次の国際社会学会の大会は 2014 年に横浜で開催されます。ちょうど私の所属する星槎大学も横浜にも拠点がありますので、医療社会学の部会の現地幹事を依頼されました。その後、申請が通って、幾つかのセッションでオーガナイザーや司会をすることにもなりました。

　この時までに、日本の行政や医療専門職が患者会などといった当事者の役割を重視し、患者のための医療体制ができてくるといいと思います。そして、そのような報告を、この学会で発表できるようになればいい、と思いました。

4－5 共生から考えるウェルビーイング

　ウェルビーイング、よく生きる、とはどういうことを意味しているのでしょうか。ひとまず、社会の中で人と交わりながら過ごすこと、と考えてみたいと思います。この様に考えるのは、社会の中で人と交わることを奪われた人たちの声に接してきたからです。

　今までに出会ったそうした人たちは、多くの場合、病気や障がいを持っていました。病気や障がいは、その人が望んでそうなったり、何か落ち度があって持つようになったりするものではありません。基本的にその人のせいではなく、たまたま被ってしまうものです。それなのに、病気や障がいのある人々は、隔離されたり、外出の手段が提供されなかったり、職業を奪われたり、友人や家族からの信用を失ったりして、社会の中で人と交わりながら過ごす機会を奪われています。

　ここでは、こうした人々の代表として、筋痛性脳脊髄炎／慢性疲労症候群（ME/CFS）の患者の方々の声を届けたいと思います。そのことによって、そうした人々が、どのようにしたらよく生きることができるのかを、読者の皆様に考えて頂きたいと思うからです。

患者実態調査

　これまでに何度も触れているので繰り返しになりますが、この病気は治療法がなく、難病や特定疾患になっている訳でもありません。障がい者としての認識もされないので、障害者手帳や障害年金を受けることもなく、介護や福祉のサービスからも遠ざけられています。

　このような ME/CFS 患者の望みは、病気の原因の究明と治療法の開発、そして社会サービスを取得することです。そこで、この病気になるとどのような症状が起きて来るのか、生活上にどんな困難が生じて来るのかを調べる、実態調査を行う事にしました。

この調査の準備は 2011 年の年末から始めました。調査対象者は、筋痛性脳脊髄炎の会（旧：慢性疲労症候群を考える会）の会員と協力医師によって紹介された患者の方々です。調査票は、アメリカのデポール大学の ME/CFS の専門家であるレナード・ジェイソンの開発した「デポール大学式症状に関する調査票」と「生活の質測定調査」を日本語訳して使用しました。また日本の CIDP（慢性炎症性脱髄性多発神経炎）の患者会がかつて会員を対象に行った「CIDP 患者の実態調査」を一部改編し、組み合わせて独自に作成しました。

　この調査票は、18 ページにわたって、約 200 の質問項目があります。そして自由回答の欄も 6 か所あります。患者がこの調査にすべて答えるのは、時間もかかり、かなり大変な作業だと思います。それでも回収率は 60 パーセント近くにまで上り、患者のこの調査に対する関心を表していました。それどころか、この調査を行う事に対して、たくさんの感謝の言葉を頂きました。調査票そのものに「ありがとう」と書いて下さる方もいらっしゃいましたし、別紙に手紙として書いて下さる方もおいででした。

身体・生活・人間関係を損なう病

　返却された自由回答を見てみると、患者の置かれた悲痛な状況が伝わってきます。身体、生活、人間関係という側面から整理してみます。
　まず、身体の側面についての患者の声を抜き出してみます。
「腕や足を切り落としたいと思う程、苦痛に耐えて生きている」
「死にたいと思うほどの極度の疲労」
「呼吸困難や脳貧血状態で動けなくなる。生命を維持してゆくのが精いっぱいで、生命の危機を感じている」
「重症になると、病院にも行けなくなる」
「医師から病人として扱ってもらえない」
　身体的に極度に辛い状況にあるので、医療に助けを求めたいのに、医師からは診断されず、治療法も全くないという状況なのです。

次に、生活についての患者の声を抜き出します。

「フルタイム→パートタイム→在宅と活動がどんどん制限されてゆく」

「働けない」

「仕事を解雇された。収入がなくなり、食べられない。電気ガス水道を止められる」

「介助や介護は民間に頼るしかないが、料金が高く、とても利用できる経済状態ではない」

「難病指定でないため、奨学金の免除申請もできない」

　経済的に困窮しているので、福祉に助けを求めたいのに、サービスはなく、福祉の窓口から門前払いをされている状況が浮き彫りになります。

　最後に、人間関係についての患者の声を抜き出してみます。

「高校1年の時に発症。教師も医師も分からず、登校拒否や不登校であると言われて辛かった」

「患者はCFSという病名を病院で口にしただけで、辛辣な暴言が、冷ややかな視線が飛んできます」

「ハローワークに行った際、フルタイムはできない理由として病名を言ったところ、『そんな病気があるのか？お元気そうだしどこが具合悪いんですか？』と怪訝な顔をされました」

　社会の人とつながりを持てる機会を求めているのに、この病気であるがゆえに、社会的信用を失うことになってしまうのです。

　この病気になった人は、身体においても、生活においても、人間関係においても、非常に困難な状況にあることが分かります。

構造的孤立

　この様な状況の中で何が起こってくるのでしょうか。「社会的孤立」です。この病気になった人は孤立せざるを得ない構造／仕組みに絡めとられてしまっているのです。私も、あなたも、この病気になったら、必ず社会的に

孤立せざるを得なくなるのです。これは、社会の中で人と交わりながら過ごすというウェルビーイング（良く生きる）とは、対極にある状態にあります。

　患者の声をさらに抜き出していきたいと思います。
「仕事ができなくなるので、仕事仲間を失う」
「外出できないので、友人・知人に会えない」
「動ける時もあるので、家族から理解されない」
「楽しもうとすると、周りからずるいと非難される」
「患者会活動をすると、そんなに元気なら働け、と言われる」
　こんな状況に追いやられながら生きることに、耐えられる人がいるでしょうか。私なら難しいと思います。ウェルビーイング、どころか、単に生きること（ジャストビーイング）さえできなくなってしまうかもしれないと思います。これは、何とかしなくてはならないでしょう。

みんなでできること

　そこで、周りの人—専門職であれ、行政職員であれ一般市民であれ—ができる事を考えてみました。
- 医師／医学系研究者にできること⇒診断・治療の研究と実践
- 社会科学系研究者にできること⇒実態調査、聴き取り
- 行政にできること⇒患者と専門家の意見を反映させた制度づくり
- マスメディアにできること⇒病気にまつわる様々なことを広く伝えること

　上記に対して、患者自身も、できる事があるでしょう。
- 医師／医学系研究者に対して⇒被験者として研究協力、検体提供
- 社会科学系研究者に対して⇒実態調査や聴き取り調査への協力
- 行政に対して⇒情報や意見の提供
- マスメディアに対して⇒情報や意見の提供

患者の側も、サポートする諸主体に働きかけることで、つながりが生まれてくることでしょう。今回私の行った調査には、多くの患者の方々が、回答してくださったり、ねぎらいの言葉を記してくださったりしました。このように好意的な対応を示して下さったことから鑑みると、むしろ、患者は、医師や研究者や行政やマスメディアに働きかけることができる機会を求めているとさえいえるのではないか、と思います。

共に生きること

　筋痛性脳脊髄炎の会は、2012年6月24日にNPOとしての発足を祝うささやかな会を催しました。休日にもかかわらず、たくさんの方々が駆けつけてくれ、発足を共に喜んでいらっしゃいました。

　一般市民の方や医療関係者や学識者や社労士やマスコミや議員の方々などがいらしてくださいましたが、特に感慨深かったのは、他の病気の患者会の方が、この日のために何日も前から体調を整えたり、杖を携えたりして足を運んでくださったことでした。こうした患者会の方々の持つ病気や障がいは実にさまざまで、脳損傷、CIDP（慢性炎症性脱髄性多発神経炎）、内部障がい・内臓疾患、肝臓嚢胞・腎臓嚢胞、ポリオ、成人ぜんそく、がんなどでした。

　身体的に辛い状況の中で、つながっていくこの人々の営みに、人として生きることの素晴らしさを感じました。社会の中で人と交わりながら過ごすこと、これは共生、共に生きることと言い換えられ、まさに、これこそ良く生きること（ウェルビーイング）なのでしょう。この日この場で生まれた共生が、いつの日でも、どの場所にあっても、自然と在るような社会が実現されることを心から望みます。

＜参考資料・文献＞

・「共に生きるということ」 細田満和子著 2012 年 生存科学 Vol.23, A, 99-103 頁
・「声を上げる患者たち―社会の中で生きるためのしなやかな闘い」 細田満和子著 2013 年 浅見省吾編『死ぬ意味と生きる意味―難病の現場から見る終末期と命のあり方』 上智大学出版会 255-288 頁
・「見えない病気と共に生きる―筋痛性脳脊髄炎（ME）患者実体調査から見えてきたもの」 細田満和子著 2013 年 共生科学 Vol.4, 34-46 頁
・Cameron Macdonald, Thematic Session, Conflicts in Medicine: Individual vs. Institutional Actors, 2011, August, 20, 106 American Sociological Association Annual Meeting, Las Vegas, Nevada, p.47.
・『わたしがもういちど看護師長をするなら』 坂本すが著 2001 年 医学書院
・日本医療政策機構による「日本の医療に関する 2010 年世論調査」
http://www.hgpi.org/handout/2010-02-08_06_973999.pdf(2014 年 3 月 3 日閲覧)
・マサチューセッツ CFIDS/ME and FM 協会のホームページ
http://www.masscfids.org/ （2014 年 3 月 3 日閲覧）
・マサチューセッツ脳障がい協会のホームページ
http://www.biama.org/ （2014 年 3 月 3 日閲覧）
・障がいを持つアメリカ人法（ADA）の歴史
http://www.youtube.com/watch?v=5-GgxIgNje0&feature=youtu.be （2014 年 3 月 3 日閲覧）

第 5 章

フクシマ発、世界へ

5－1　子どもを守る大人の活動─相馬・南相馬再訪

相双地区へ

　2011年3月11日、東日本大震災が起きた時、私はボストンにいました。遠く離れているため余計に何もできないという無力感が募り、いてもたってもいられず2か月後の5月に相双地区を訪れました。相双地区とは福島県東部（浜通り）の北側の相馬地域と双葉地域のことを指します。この時にお世話になったのが、震災後いち早く相双地区に入り、支援活動をおこなってきた星槎グループでした。旧知であった東大医科研の上昌広氏に何かできることはないかと相談し、星槎グループを紹介して頂いたのでした。

　私は実質的な援助の技術は何も持っていませんが、話を聴くこと、それを文章にすることで拙いながらお役にたてると考え、そうした活動を行ってきました。その過程で様々な方々と出会いました。原発事故の警戒区域となって避難生活を送っていらっしゃる方、津波で家を流されて仮設住宅に住んでいらっしゃる方、学校や塾の先生、医療専門職の方、ボランティア活動をなさっている方など、この地域のために何らかの活動をしていらっしゃる様々な方々から、非常に貴重な話を聴かせていただいてきました。

相馬の子どもたち

　はじめて相馬を訪れてから約半年後、再び相馬を訪ねました。2011年12月19日から21日までのことでした。最終日には雪が降り始めていました。

　2011年5月に訪れたこの地には、まだ海沿いから国道6号線にかけて広く津波の傷跡が残っていました。その頃と比べて、この時はだいぶ片付いてきているように見えました。家を失った方々は、震災直後の避難所か

らすでに仮設住宅に移っておられ、津波で壊された1階を補強して自宅に戻られた方もいらっしゃいました。

この地域では、津波による被害に加えて、東京電力福島第一原子力発電所の爆発事故に関連する放射線による被害も甚大でした。避難区域のために未だに自宅に戻れない人は多数おられて、農業や産業の復旧の目途も立っていないところも多いという状況もありました。

人体への中・長期的な影響は実態がよく分からない中、安全性を誇張する専門家がいるかと思えば、危険性を指摘する専門家もいて、人々の戸惑いが感じられました。そして、安心できる環境を求めて他の地域に避難する方、覚悟を決めてこの地に残る方、それぞれの選択をしていらっしゃいました。

相馬の子どもたちはどうなっているのだろう。このことが、ずっと気になっていました。今回やっと訪れることができ、子どもたちを守ろうと立ち上がった沢山の大人たち―お父さん・お母さん、保育園や小中学校や高校の先生、塾経営者、相馬フォロアーチーム（後述）など―と出会いました。ここではそうした子どもを守る大人たちが語ってくれた活動、気持ち、課題などについて記していきたいと思います。

放射能の除染

Tさんは、保育園と小学校に通う3人のお子さんのお父さんで市役所の職員でもあります。ご本人曰く「一介の木っ端役人」だったのが、震災を機に「自分でできる事をやろう」と思い、2011年7月から活動を始めたとのことでした。最初は除染をやってみましたが、汚染された土の捨て場所がない中での作業に限界を感じました。その後は内部被曝を防ぐために、食品検査体制や環境濃縮の監視を進めようとするいくつかの市民団体の取りまとめ役を、ボランティアでなさっています。

折しもその当時の新聞では、自宅で採れた野菜や果物を食べている親と、スーパーで買った遠隔地のものを食べていた子どもでは、同じ家族でも体内のセシウムの値が20倍も異なることが報道されました。内部被曝を避

けるためには、食べ物の選択が重要なことが改めて示されたのです。

食品における放射性物質の濃度を測ることは、どんな食品が安全でどんな食品は避けた方がいいのかを、自分で判断するために不可欠です。食品検査体制を整えようとするTさんの活動は、まさに子どもたちを内部被曝から守るために必要なことでした。

これと同時にTさんは、相馬の農家を守ることにも尽力していました。そこで、放射線に汚染された土壌を改良する研究を企画している大学や研究機関の農学や原子核物理学の研究者と、相馬の農家や市民団体とのパイプ役を務めています。Tさんは、将来にわたる食の安全のため、子や孫の代に残せる農業を守るため、この研究が行われることに期待していたのです。

放射線対策の情報発信やスロー・ナチュラルライフの提案をする「Team One Love」の代表のSさん、子育てサロンを開催したりブログで情報を発信したりしている「そうま子どもさぽーと」のGさんも、子を持つお母さんであり、この活動に関わっていらっしゃいました。

安心を創る

相馬保育園のN園長も、この活動に参加するおひとりでした。N園長は、震災以来、子どもたちの外部被曝と内部被曝を防ぐため、できる限りのあらゆることをしてきました。

たとえば、保育園で出す給食の食材は、遠隔地のものか食品検査済みのものだけを、飲料水は調理用も含めてすべてペットボトルを使用し、子ども達には水道水を一滴も飲ませていないとおっしゃっていました。一日に80リットルから100リットル必要ですが、寄付を得たりしながら確保しているとのことでした。また、園長自ら屋根に上って高圧洗浄機で除染を行い、園庭も表土も大型重機で削って、2m80cmまで掘った穴に埋めました。しかし、お話を伺った当時は、それでも子どもたちを園庭では遊ばせず、バスの乗り降り時に使用するにとどめていました。

また、独自に線量計を確保し、保護者に貸し出したりもしていました。

保護者自身に家庭内の線量を知ってもらい、子どもの安全のために役立ててほしかったからです。実際に、保護者が保育園の線量計を借りて、テラスにおいてあるベビーベッド付近を測ったら高い線量が出たので移動させた、ということもあったそうです。

N園長は、外で遊べない子どもたちの運動量を補うため、講師を呼んで体操教室を開いたり、室内で水のないプール遊びを実施したりもしていました。毎年恒例の園庭でのそうめん流しも工夫して室内で行いました。ただそれでも運動不足のため、この頃、子ども達が転びやすくなったり、左右の手足を交互に前に出す行進ができなくなってしまったと、心配そうな表情でおっしゃっていました。

震災後間もないころ、食糧がなかなか手に入らなくなったとき、寄付でいただいたメロンパンをおやつに出したところ、子どもたちは手を付けようとしませんでした。家にいる家族と一緒に食べたいというのです。これに心を打たれたN園長は、この素晴らしい子どもたちが健やかに育つことができる環境を作らなくてはならないと改めて思ったといいます。

相馬保育園は、Tさんがお子さんを通わせている保育園でもあります。そして、Tさんご自身も卒園生です。40年間園長を務め、親子2代を知る園長の姿には、この地の子ども達を守ってきたという誇りと喜びが感じられました。

子どものこころのケア

相馬フォロアーチームは、震災直後、子どもたちの心のケアが最重要だと考える星槎グループの宮澤保夫会長の発案を受けて、相馬市の立谷秀清市長の呼びかけで結成された、スクール・カウンセラーや心理職や保健師などの専門家によるNPOです。当時、構成員は6名で、発達障がい児への教育を全国展開している星槎グループからは常時約3人の専門家が、ボランティアでチームに参加しています。

フォロアーチームの目的は、被災小中学校に心理ケアの専門家を派遣し心のケアを行い、学力の向上を支援することで、日々、試行錯誤を繰り返

しながら活動しているとのことでした。子どもたちの中には、震災の影響で夜眠れなくなった子や学校に来られなくなった子、落ち着きがなくなったり、イライラしたり、急に突拍子もない行動をとったりするようになった子も出てきているといいます。

チームのメンバーで精神保健福祉士の吉田克彦氏は、もともと対人関係が苦手であったり、変化への適応が難しかったり、独特の気質を持った子どもたちが、この新しい状況にどのように対応していったらよいのかわからず、戸惑い、気持ちをコントロールできず「問題」とされる行動に出てしまうのではないかと分析していました。そして、その子と関わりを持つ人たちとの関係を整えてゆくことで、問題を解決の方向に進めていこうとしていました。

教師の言葉に傷ついて、腹痛などの身体症状を訴える生徒もいたといいます。教師自身、教え子が震災で亡くなったり、放射線の影響で妻子が遠方に避難したり、学校も継続されるかわからないので生活や雇用に不安を抱えたりしていました。そのような状況で極度のストレスを感じ、そのはけ口が子どもに向かっているケースもないとは言えないということでした。

自主避難や家族を助けるために県外に行った教師も一部にはいました。ただしほとんどの教師は、震災後、休む間もなく在校生の安否を確認したり、生徒一人一人に面接して状況把握に努めたりして、教師としての責任を全うしてきました。

相馬高校のS校長は、8月の人事異動で相馬に来ました。S校長は、「千年に一度の災害なのだから、千年に一度の対応をしなくてはいけない」といい、前例にとらわれる教育委員会と教育の現場との温度差に憤りを感じつつ、人を育てるという使命を掲げて、避難区域となった3つの高校を受け入れてきました。

4つの高校が一つの校舎を共有する状況にもなりましたが、生徒たちのトラブルは一つも上がってこなかったそうです。不便もずいぶんあっただろうに、我慢してきたのだろうと、S校長は生徒たちに思いやりの心を感じたといいます。

このように何人かの方のお話を聴くことで、表面に見える変化があって

もなくても、子どもたちの心の揺れを、たくさんの大人たちが気にかけ、見守り、寄り添っている様子を知ることができました。大人たちももちろん苦しい状況にあるわけですが、なんとか子どもを守ろうと活動している姿に、何だか暖かい気持ちになりました。

仮設の中の見えづらい問題

　相馬フォロアーチームには、「難民を助ける会」に所属しているＹ氏も参加していました。Ｙ氏は相馬市だけでなく、南相馬市や双葉町などの仮設住宅をこまめに回り、従来から持っているネットワークの力を発揮したり、新たにネットワークを作ったりしながら、現場本位での支援に奮闘していました。そんなＹ氏は、仮設に住む子どもたち、特に女子中高生の居場所が必要だと訴えていました。

　仮設は住む家を失った方々が一時的に住むところですが、多くの方は家と共に職も失っていました。津波に襲われた元の家の場所に新しい家を建てることもできず、放射線への不安からこの地に住み続ける決断をすることも難しく、再就職のあてもなく、無為の日々を過ごしておられる方々がたくさんいらっしゃったといいます。そのような方が行ける場所は、昼間はパチンコ屋、夜は飲み屋ということで、中にはアルコール依存症のようになっている方もいるということでした。またＹ氏の印象では、かなりの数の仮設入居者の方々が、夜眠ることができずに精神安定剤を服用しているとのことでした。

　そのような中で、真っ先に影響を受けているのは子ども達です。家に寄り付かなくなったある母親の子どもは、まだ幼児と言っていい年齢なのに、昼となく夜となく一人で仮設の敷地を出歩いていました。Ｙ氏は、その子が人形を地面に埋め、その上を踏みつけている姿を見て、このままではいけない、何とかしなければと思ったそうです。

　しかし、これまでの経験からＹ氏が母親に声を掛けると、その子が母親に叩かれることを知っているので、静観せざるを得ないそうです。ネグレクト（無視）という虐待だと思うものの、児童相談所はなかなか動いて

くれず、この先どのようにしたらいいか思案していました。

　いくつかの仮設では、女子中高生が酔っぱらった入居者に絡まれること
もあったそうです。さらに、血のつながらない父親と狭い仮設に同居しな
くてはならない女の子たちの辛さも Y 氏は知っていました。そして、せ
めて静かに一人になれる場所を提供したいと思っていたのでした。

　相馬高校の養護教員である J 先生も、子ども達には居場所が必要だと
おっしゃっていました。震災後、学校が通常より遅れて 4 月 18 日に始まっ
た当時、学校に来るなり保健室を訪れる生徒がいました。避難所では一人
で泣ける場所がなかったのでしょう。保健室にはカーテンで仕切られた
ベッドがあるし、その子にとっての居場所だったのだろうと J 先生は思っ
ていました。

　その生徒は両親が離婚し、祖父母に育てられていましたが、一人でいる
ときに地震が起き、4 月になってからはお祖父さんが亡くなるという不幸
が続いたといいます。

　もともとあった家族の問題や将来への不安感が、親による子どもに対す
る攻撃的な言動に表れてしまっていることも少なくないといいます。この
絡み合った状況は、誰かが悪いという単純な構図ではなく、丁寧に問題の
構造を解き明かしていき、解決のための手段を早急に見付けなくてはなら
ないでしょう。

これからの子どもたち

　震災前、南相馬市で 3 つの塾を経営していた B 先生も、子どもを守る
大人の代表です。震災直後も、放射線への心配があってもこの地に残る覚
悟でしたが、病気を持つ親の避難に付き添い、一時期南相馬を離れて避難
所暮らしをしました。その後、東京に住む息子さんのところにしばらく行っ
ていましたが、「先生、塾いつからやるの？」と言葉をかけてきた、たっ
た一人の高校 3 年生の塾の生徒のために南相馬に戻ってきました。

　B 先生は、日本の将来を担うような医師や科学者を自分の手で育てたい
と思い、南相馬で 28 年の間、塾の先生をしてきました。震災後、子ども

たちが戻ってこない状況の中で、知人の弁護士に自己破産を勧められましたが、塾に生徒がいるうちは続けようと思い、頑張ってきました。

原町高校には、2011年12月の時点で52%の生徒が戻ってきたといいますが、それは主に3年生でした。2年生や1年生は3分の1くらいしか戻ってきていません。この先、子どもたちが戻ってくるかどうか、むしろ新年度になって、南相馬から出てゆく家族もいるのではないかとB先生は危惧していました。

南相馬では、復興へのかじ取りがなかなか難しいようで、市民の不安は高まっているといいます。目抜き通りの店も半分くらいしか営業しておらず、子どもたちの好きだったマクドナルドも閉店していました。相馬フォロアーチームの活動にも興味を持ってくださったB先生は、筆者に会うために相馬まで来てくださいましたが、帰りにたくさんのマクドナルドのハンバーガーをお土産に買っていきました。子どもたちの笑顔に迎えられたことは言うまでもありません。

「福祉の僻地」

相馬市内の小学校のK校長との面会は、2011年5月以来2回目になります。この小学校は、筆者の娘たちの通っていたボストンの学校からの寄付とメッセージ・カードを届けたところです。当時は420人いる生徒のうち、100人以上が仮設住宅に住んでいました。

この小学校では、9月上旬に校庭で運動会を行いました。屋外で開催することに関しては、事前に保護者に説明をして理解をしてもらったとのことでした。この運動会を機会に、先生も子どもたちも、やっと日常を取り戻しはじめたとK先生は思っていました。

K先生は、比較的重度の障がいを持つお子さんのお父さんでもあります。お子さんは20歳で、原町にあるNPOの運営する施設に通っていましたが、震災の影響で人手が足りなくなり、それまでの週5日から週2日しか行けなくなってしまいました。K校長は、この震災で、最も弱い人が一番大変な目に遭うのだと改めて思ったとおっしゃっていました。

障がい児のための県立の施設は富岡町に集まっていましたが、原発事故の避難区域に入っているので全部使えなくなりました。そもそもこうした施設は高等部で終わってしまい、福島県には、その先のための公立の施設が全くなかったそうです。K先生はこれらを指して「福祉の僻地」とおっしゃっていました。

　福祉系のNPOや民間の施設は、一生懸命やっていても慢性的に人手不足。放射線への不安から多くの職員が避難していました。そうした中で、利用者である障がいを持つ人は行く場所を失い、家族は途方に暮れてしまうのです。

　震災で弱者がさらに弱者になってしまうことは、阪神淡路大震災の経験から明らかになっています。B先生の印象でも、成績の良い子や親の所得や学歴の高い子たちは、既に県外に転出し、戻ってこないようだといいます。そして、障がいがあって移動が容易でなかったり、他県に移る経済的余裕のない人が残ることになっているようだといいます。また、いったんは避難したけれど、新しい学校になじめずに戻ってくることもあるそうです。厳密な検証が必要ですが、この地の人の受けている印象として、事実とそんなにかけ離れていないのではないかと思いました。

子どもを守る市民の連帯

　2011年の年末に訪れた時、初日の夜は、ちょうど相馬と南相馬の復興を願う市民有志による忘年会が南相馬のあるレストランで開かれていました。筆者も震災後に相馬で医師として働くようになった坪倉正治医師と、その場にお邪魔させて頂きました。会は、南相馬市と相馬市の市民団体やNPOのメンバー、保育園経営者やメディア関係者、ボランティアなど、この地域の志ある方々が総勢30名ほど集まっていらっしゃいました。住民の皆さんからは幾度となく、この地域のしがらみなども聞いておりましたから、居住地の枠を超えた連帯に大いに感銘を受けました。

　さらにこの地域の方々と、外から入ってくるボランティアとの関係にも感慨を覚えました。T氏は「ここまでの展開は坪倉先生の姿に感銘を受け

たからできています」、とおっしゃっていました。

　坪倉医師は、東京大学医科学研究所の上昌広研究室の医師で、震災直後から相馬に入り、南相馬市立病院の非常勤医となり、地域医療を守ってきました。南相馬市の子どもたちの尿検査をしたところ、セシウムが検出され内部被曝が明らかになり新聞などで報道されましたが、市当局の意向と合わなかったために、批判される事態になったこともありました。そんな坪倉医師に対し、Ｔ氏は「批判を受けながら、私達の子どものため奮闘してくれています。そんな時、俺って黙って見ていていいの、って気持ちになりました」とおっしゃっていました。

　この地域は、もともとあった医療や福祉や雇用や教育といったさまざまな問題が、震災でさらに色濃く出てきてしまった、と何人もの方々からうかがいました。しかし、子どもを守るという共通の目標を持つようになった今、市民たちはこうした問題を共に協力して乗り越えてゆこうという雰囲気になっていることがうかがわれました。

　こうした人々の連帯は、もしかしたら、歴史的に長く続いてきたしがらみが解消され、ともに復興の道を歩むきっかけになるかもしれない。相馬と南相馬への希望を確かに感じました。

5－2　復興の願いは海を越えて

ボストンの春祭り

　抜けるような青空の下、ボストン中心部のコプリー広場では春祭りが開催されました。2012年は日本からアメリカに桜の木が贈られてから100年目の記念すべき年なので、アメリカ各地でそれにちなんだ行事が行われました。ボストン地域でも、日本人の団体や個人が参加して、4月29日に春祭りが行われました。

　例年だとちょうど4月末に桜が見ごろになるのですが、この年は暖冬だったので、3月に桜が咲いてしまい、すっかり葉桜となってしまいましたが、手作りの子ども神輿が練り歩き、飴細工や日本食など80余りのブースが立ち並んで、とてもたくさんの見物客が春祭りに訪れました。

　そんなブースの一つに、南相馬市の「バアチャン」達の作った折り紙細工を販売するコーナーがありました。色とりどりのくす玉や小さな折り紙を組み合わせた鶴や亀の折り紙に、訪れた人たちは感心し、20あまりあった作品はほぼ売り切れでした。

仮設住宅での笑顔

　南相馬市塚本寄合の仮設住宅を訪れたのは、2012年の4月1日の事でした。ボストンから被災地支援に来ている友人のアミア・ミラーさんも一緒でした。まだ雪のちらつく寒い時期でしたが、敷地内にある集会所では70代から90代の女性達、「バアチャン」が集い、楽しそうに折り紙細工を作っていらっしゃいました。

　このバアチャンの集まりを紹介してくれたのは、南相馬市立総合病院の原澤慶太郎医師でした。原澤医師は、千葉県鴨川市にある亀田総合病院で研修を終えたばかりの若い医師で、震災を機に南相馬の病院で働くように

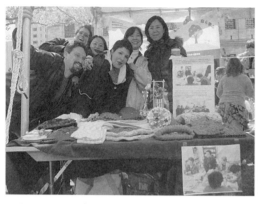

ボストン春祭りのバザーで好評だった南相馬のバアチャンたちの折り紙。2012年、ボストン。

なりました。冬の時期にはインフルエンザの蔓延が心配されるため、原澤医師は仮設住宅に住むお年寄りの家を一軒一軒回って、予防接種をしながら健康相談を行いました。女性たちからみれば、息子というより孫のような年回りの、優しく活気にあふれるこの医師は人気者で、その医師の紹介という事で私たちも暖かく迎え入れて頂きました。

　壁一面に飾られた精巧で美しい、くす玉やすだれ状の折り紙細工を見て、アミアさんは「これ、ボストンの春祭りで売ってもいいですか？」とバアチャン達に聞きました。「こんなの売れるかね」と初めは半信半疑でしたが、アミアさんの「ガイジンはこういうの好きよ。私が一番最初の買い手になります」と熱心に説得をすると、「はあ、折り紙が海の向こうに行くんかい」と乗り気になってくれました。

　結局、所狭しと飾ってあった折り紙細工のほとんどをボストンに送る事になりました。お別れに記念撮影をするときには、みんなが笑顔になっていました。ボストンへの郵送は原澤医師が一手に引き受けてくださり、丁寧に梱包した小包は全部で7箱になりました。

相馬へのエール『HIKOBAE ひこばえ』

　南相馬市の仮設住宅を訪ねた前日2012年3月31日は、演劇『HIKOBAE ひこばえ』を鑑賞しました。この劇は、地震と津波と東京電力福島第一原発事故に襲われた相馬市の病院を舞台に、自らが極限の状況にありながら

も、患者や老人など弱い人たちを救い、支える医師や看護師や消防団員の姿を描いたものでした。

『HIKOBAE ひこばえ』は、ニューヨークや東京でも上演され、絶賛されたということでした。相馬市では、昼と夜の2回上演され、被災者の方々など約600人が招待されました。アミアさんと私は夜の部にいきましたが、満席でした。海辺の住民を避難させようとして犠牲となられた消防団員の実名が読み上げられるシーンもあって、客席のあちらこちらからすすり泣く声が聞かれました。

カーテンコールの時には、観客が皆立ち上がり、スタンディングオベーションを送っていました。また、監督の塩屋俊氏からは、東京公演のチケット収益と各公演で観客から寄せられた寄付金を、相馬市長を通して「相馬市震災孤児等支援金」へ寄付したというアナウンスもありました。

舞台と会場が一体となり、観客が、登場する役の誰かに自分を投影しているような相馬の地での公演に居合わせることができたことは、非常に貴重な体験でした。まさに、樹木の切り株や根元から生えてくる若芽「ひこばえ」のように、相馬市は新しく、さらに逞しく進んでいくことを予感させました。

グローバル・シチズンシップへ

ボストンの春祭りの会場となったコプリー広場の折り紙細工のブースには、仮設で撮った「バアチャン」全員の記念写真や、折り紙を作っている様子の写真が、大きく引き伸ばされて飾られていました。どんな人が作ったのかが分かった方が、買う人も嬉しいに違いないという配慮からでした。いわゆる「顔の見える援助」とはそういうことなのでしょう。

販売担当のボランティアをしてくれたボストンの友人たちも、このような機会を与えられて嬉しかったと言っていました。折り紙細工は、日本人の自分たちが見ても素晴らしく、自分で折ったことのないアメリカ人には一層感心してもらえ、写真を撮っていく人もかなりいたそうです。震災に遭い、不自由な暮らしを余儀なくされながらも、豊かな気持ちを失わない

人々が集い、美しいものを作り上げている営みに、強い共感を覚えたからなのではないかと思いました。

　この光景は、2011 年 4 月に、ハーバード大学の哲学教授であるマイケル・サンデル氏が、日本人有志で立ち上げたハーバード・フォー・ジャパンの主宰したシンポジウムで話された「グローバル・シチズンシップ」を思い起こさせてくれました。

　サンデル氏は、この震災は世界の人々が、民族や国籍を超えて、よりグローバルな倫理観、責任、共感をもつ始まりになるかもしれないと予言し、日本の人々の行動や美徳が、世界の人々にとって大きな意義を持つことを強調しました。そして、人間の関心や共感の範囲が地球規模に広がり、コミュニティとしての意識を持てることを「グローバル・アイデンティティ」といい、震災を機に我々の社会は「グローバル・シチズンシップ」に開かれる可能性があると言いました。

　南相馬のバアチャン達の折り紙細工が、ボストンの人々に感動を与えたことは、まさに「グローバル・シチズンシップ」の芽生えであったのではないかと思います。そして、『HIKOBAE ひこばえ』の上演が、ニューヨークで多くの観客の涙を誘いメディアでも絶賛されたこともまた、そのような兆候の一つであったことでしょう。海の向こうからの再生、復活、希望への願いが日本にちゃんと届くように、書き綴り、語り継いでいきたいと思います。

5-3 リメンバー・フクシマ（福島を忘れない）

マニュアルから理念へ

　教育安全上、災害時には学校全体で子どもたちの生命を守り心身の安全を図ること、災害後はこころのケアや具体的支援が迅速にできる事が求められています。ただし、それは、マニュアルを作ってその通りに行動すればいいというものではありません。震災や何か危機が起こった時、マニュアルを見ている時間はありません。とっさの判断が重要になります。その判断をする時に、よりどころになるのが理念です。

　星槎大学では、震災の翌年から教員免許更新講習において、東日本大震災の現場に身を置き、子ども達の声を聴き、当事者の立場で考え、行動し、伝えている方々をゲスト・スピーカーにお迎えし、それぞれの活動や思いについてのお話をしていただいています。こうした方々の声を聴くことは、将来、遭遇するかもしれない危機的状況の中で、市民としてとるべき態度・知識・考え方を身に付ける手がかりになると思われるからです。

　筆者が相双地区で出会った方々はみな、確かな理念を持っていました。ここでは、同地区で理念を持って活動し、住み続けている方々の声をご紹介したいと思います。読者の皆様にも、かれらの話の中から、危機的状況に対処する時の、いわゆる理念や思想といったものを感じ取ってほしいと思います。

何も変わっていない

　福島県立相馬高校のS校長の第一声は、「何も変わっていない」でした。S校長は、ご自宅が原発から15キロ圏の南相馬市の小高区という避難区域にあるため、震災から1年半たったこの時も、避難を強いられていました。当時、小高区は住むことはできなくても、入ることはできるようになっ

ているので、よけいにひどい状況になったそうです。誰でも入れるということは、泥棒も入れるということです。S校長のご自宅も、めぼしいものは盗まれ、めちゃくちゃにされていたそうです。

「非日常が日常に変わっている」、ともS校長はおっしゃっていました。自宅を追われた避難生活がもう1年半にも及んでいます。本来は避難生活とは非日常のことなのに、何も変わらないままでいるので、これが普通になろうとしているというのです。「福島はもう忘れ去られているのだろうか」。S校長は憤りを隠さず、しかし静かに、教員免許更新講習の受講者たちに現状を訴えていらっしゃいました。

南相馬市のB塾のB先生は、「必要とされる生き方・・・ご縁に感謝して」というテーマでお話をされました。そこでは、この地の方々の抱える原発事故の深い傷跡が語られました。南相馬では、津波で重い怪我を負いながらも生き延びた人たちがいました。泥に半身が埋まり、動けずに救助を待っていた人も何人もいたといいます。しかし、原発事故のために救助隊は入ってこられなかったといいます。原発事故さえなかったら助かったはずの命が、どれほど失われたことか。B先生の声は、憤りで震えていました。

小さいお子さんを持つ家族を中心に、遠くに自主避難されている方々も、様々な問題に直面していますが、放射線への心配からなかなか南相馬には帰ってこられないといいます。他県に避難された方のお子さんは、「前の学校のことは忘れなさい」とか「いつまでもクヨクヨしないで」などと転校先の学校でいわれたりもしているそうです。このような状況の中で、「誰も分かってくれない」と、登校拒否になったお子さんも少なくないといいます。ご両親が公務員のために南相馬市を離れられず、子どもたちだけで他県に避難しているご家族もいらっしゃるとのことでした。

南相馬に残ったお子さんや、避難先から戻ってきたお子さんにも、様々な心の傷があるとのことでした。「子どもたちは疲れている」、B先生はそうおっしゃっていました。子どもだけでなく、親御さんたちの中にも、急にタバコを吸い始めたり、夫婦で別居するようになったり、突然に泣き出したりする人が出てきているといいます。

1年半たって支援がどんどん縮小されている中で、何も変わらない現実を目の当たりにして、言いようのない大きな不安がとぐろを巻いている状況になっている。B先生の重い言葉でした。

リーダーの役割

S校長の語る地震発生直後の学校の様子では、献身的に生徒の安否の確認にあたる先生方の活躍が何度も登場してきました。多くの先生が、自ら被災者でありながら、死に物狂いで生徒に連絡を取っていたのです。生徒の携帯電話にも助けられたといいます。避難所をいくつもまわって、他の生徒たちの安否を先生に伝えてくれた生徒もいたそうです。

そうした震災の現場の先生や生徒たちの献身的な姿があった反面、原発情報を受けて、規定に従って本庁に判断を仰ごうとしたS校長に対する本庁の人々の態度は、ひどいものだったといいます。電話がなかなかつながらない中、やっとつながったと思ったら、たらい回しにされました。最終的につながって話ができたと思ったら、返事は「ファックスを送ったのでそれを見るように」というものでした。電気が通じなくなっているので、ファックスなど動くはずもありません。「はらわたが煮えくり返るようなことが何度もあった」、S校長はそうおっしゃっていました。

警察、職員、自衛隊、みんな働いている中、公立学校の教員という公務員は何もしなくてもいいのかと、S校長は自問したといいます。そして「とにかく校長の指示で動いてくれ。責任はとる」と言い、本庁の指示を待つことなく現場で指揮をとりました。リーダーにはこの覚悟がないと、現場は動けなかったといいます。

S校長は、将来、また何かあった時のために、常に食糧の備蓄をし、電話などのラインがつながらない場合の情報入手の仕方を工夫し、あらゆる訓練を見直すことが重要であると結びました。また、非常事態の際は、ルーティンワークを見直し、現場中心にリーダーが責任をもって判断を行うべき、と訴えていらっしゃいました。

立ち上がる市民

相馬市職員でサイエンス・カフェを主宰するTさんは「市民科学者との出会い」、自営業で相馬を応援する相馬有楽応援団のKさんは「震災から学んだこと、伝えたいこと」というテーマで講演をして下さいました。

既に紹介したようにTさんには、当時、保育園児から小学生までの3人のお子さんがいました。子どもたちを守るために何ができるかを考え、食の安全を守るための食品放射線測定器をつくることにしました。たくさんの賛同者や協力者が集まり、Tさんは測定器作りに没頭し、ついに完成に至りました。

その過程でT氏は「市民科学者」として目覚め、一般市民も自分の健康や放射線のことをよく知り、上手に付き合うことが必要だと思うに至り、「サイエンス・カフェ」を主宰するようになりました。「サイエンス・カフェ」とは、食事やお茶をとりながら、専門家から科学についての話を気軽に聞いたり、仲間と話し合ったりする場のことです。

「最初は、本当にできるかどうか分からなかったけど、本気でやることで、何とかなるってことが分かりました。また、やっていると、それが面白くもなるんです」。T氏はこのようにおっしゃっていました。

K氏は相馬市で建築業を営んでいましたが、地元の同級生と一緒に相馬有楽応援団を結成し、震災後に職を失った方への有償ボランティア紹介、ペット避難所、中高生の教育支援活動、放射線量測定、仮設住宅のゴーヤのカーテン事業など様々な活動をしてきました。

K氏の家は海から100メートルの距離に位置していて、甚大な津波の被害を受けました。周りの家がすべて流された中で、それでもKさんの家は骨格だけは流されず、ポツンと残っていたそうです。それを見て「俺がやらなくちゃ」という思いを新たにしたといいます。

仮設住宅での生活が続くK氏ですが、2012年の夏に熊本で水害が起きた時には、その援助にも駆けつけました。K氏は、「できることをできる範囲でやっていく」「まずは行動を起こす」「小さいリスクを怖がっていて

は行動できない」という心意気を語ってくださ0いました。これからも地域で、そして全国で活動を続けていかれることでしょう。

「活私開公」へ

こうしたTさんやKさんの活動を「活私開公」や「滅私開公」と表現したのは、当時東京大学で教鞭をとっており、現在は星槎大学教授である、公共哲学の第一人者、山脇直司氏でした。山脇氏には「哲学からの問いと応答」というテーマでお話を頂きました。

山脇氏は、「個人と社会のかかわり方」として五つのパターンを挙げました。それは以下の通りです。

「滅私奉公（めっしほうこう）」
　　私という個人を犠牲にして、お国＝公のために尽くすライフスタイル
「滅公奉私（めっこうほうし）」
　　私という個人のために、公共の利益や福祉を無視するライフスタイル
「活私開公（かっしかいこう）」
　　私という個人一人一人を活かしながら、人々の公共活動や公共の福祉を開花させるライフスタイル
「滅私開公（めっしかいこう）」
　　私という個人の私利私欲をなくして、人々の公共活動や公共の福祉を開花させるライフスタイル。これはのちに「無私開公（むしかいこう）」とも言い換えられる
「滅私滅公（めっしめっこう）」
　　無気力な生き方、ニヒリズム

山脇氏は、「活私開公」を理想とする考え方をずっと唱えてきましたが、3.11以降は「滅私開公／無私開公」も重要と考えるようになったといいます。氏の標榜する「公共哲学」は、「公共（みんな）の利益や福祉と個人一人ひとりの生き方との関わり方をどう考えたらよいのか？」という問い

から出発します。それは、星槎の三つの理念──「人を排除しない」「人を認める」「仲間を作る」と共鳴するとおっしゃっていました。

現場の実践を基にした実践的な思想としての公共哲学は、私たちがこの社会を生きてゆく上で、考えるべきことへのヒントをたくさん与えてくれると思いました。

伝える力

和太鼓奏者の佐藤健作氏、役者であり演劇プロデューサーであり映画監督の塩屋俊氏もゲストに迎え、芸術の領域で震災を伝えることを示していただきました。

佐藤氏は、「ちはやぶる─被災地と世界を響きでつなげる『不二プロジェクト』」と題した講演と、和太鼓の演奏をしてくださいました。佐藤氏は和太鼓を打つ時、打つことだけに集中して他のことは一切考えないといいます。ひたすら打つ軌道が正しいかだけに気持ちをかけ、それを「力を通す」とおっしゃっていました。だから、その響きを聴く者は、それまで眠っていた自らの中の力が呼びさまされるのです。

震災の後、佐藤氏は日本一大きい太鼓「不二」を被災地で演奏する「不二プロジェクト」を主催してきました。それは祈りの公演として、人々の力を湧き立たせました。「復興で力を出せるのは本人のみ」と言い、顕在化していない根源的な力を呼び覚ます太鼓を信じ、佐藤氏は受講者の前で演奏を披露して下さいました。圧倒的な響きに講習会の会場の空気は変化し、涙を流す方もいらっしゃいました。

塩屋氏は、既に触れたように震災後の相馬を『HIKOBAE ひこばえ』という演劇にし、ニューヨーク、東京、相馬で上演してきました。「閉塞感あふれる時代の中で、エンタテイメントが果たすべき役割とは」というテーマでお話を頂きました。

繰り返しになりますが、ひこばえというのは、古木や切り株の根元から生えてくる若芽を指し、再生と新しい息吹を象徴しています。演劇の『HIKOBAE ひこばえ』は、震災後の相馬中央病院での医療者たちと津波

で殉職した消防団団員の物語で、テーマは「利他的行為」でした。劇中、「利他的行為」の美しさ、これを尊重し大切にし、しっかり残すべきというメッセージが溢れていました。

塩屋氏はこれまでに、社会問題を扱ったドキュメンタリー映画を撮り続けてきました。飲酒運転によって息子を失った母親の飲酒運転撲滅運動の記録『ゼロからの風』、ハンセン病回復者の生き方を描いた『ふたたび』、そして2012年には日本の農業の今を描く『種まく旅人』を公開しています。これらの作品では、厳しい現実が鋭く描写されながらも、エンタテイメントとしての感動や娯楽性が追求されています。

塩屋氏と相馬とのお付き合いは震災以前からで、浜通りの相馬野馬追の心意気や、農業や漁業に生きる人々を描いたドキュメンタリー映画を製作しようとしてきました。相馬市長の立谷秀清氏とも旧知の間柄で、「原発で負けないで頑張っている人に語りかける必要がある」と、浜通りの人々の郷土への思いを撮りためていらっしゃるとのことでした。

「覚悟」の除染活動

さらに講習会では、福島県福島市にある常圓寺住職の阿部光裕氏から「生きる意味—震災・原発事故から学び取ること」というテーマでお話をいただきました。

阿部氏は曹洞宗の住職の家に生まれ、小学校5年生の時に出家しました。その時、「覚悟」が備わったといいます。「覚悟」とは、「私の心が安定することを知る」ということで、仏の道を進むことを自分のこととして受けとめたといいます。阿部氏は、福島の原発事故を原発「事件」だったといいます。そうでないと、責任の所在が明らかでなく、誰が「覚悟」を決めるか分からなくなってしまうと嘆いていました。

阿部氏は、この震災という経験を生かすも殺すも自分次第だと「覚悟」して、目の前の現実を見据え、どう考えどう行動するかを決めました。そして、子どもたちの為に通学路を中心に除染活動を行ってきました。これが福島復興プロジェクトチーム「花に願いを」です。この除染のプロジェ

クトには、週末になると全国からボランティアが集まってきます。

　この活動では、放射線量を測定し、値の高い場所を優先的に除染していました。この時（2012年夏）も福島市内で140マイクロ・シーベルトという高い線量を示すホットスポットが見つかった直後で、周辺の土は直ちに除去されました。その土はドラム缶に詰められ、阿部氏のお寺の裏山に置かれています。他に引き受けてくれるところが今のところないからです。阿部氏は、このドラム缶には、汚染された土ではなくボランティアの志が詰まっていると思っている、とおっしゃっていました。

5－4　現場からの共生への活動
　　　─浜通りのいのちと健康を守る人々

心のケアとは

　1年半たっても何も変わっていない状況の中で、心が折れてゆく人たちがたくさんいることも、この講習では何人ものゲストから語られました。パネル・ディスカッションでは、南相馬会場のある受講者が、ご自身の学校に星槎グループのスクール・カウンセラーが来てくれて良かったというお話をしてくださいました。これは、まさに「解決志向の被災地支援」というテーマで講演してくださった、星槎大学非常勤講師で相馬フォロアーチームの一員である吉田克彦氏が行っている活動であり、今の学校に必要とされている事なのだと改めて思いました。

　吉田氏は長くスクール・カウンセラーをしていらして、震災後は、子どもたちの心のケアを行う相馬フォロアーチームの一員として、神奈川県から相馬市に引っ越し、長期的な関わりを続けています。吉田氏は、「カウンセラーは黒子がいい。子どもと担任の先生や養護教員の先生との関係を良くして、子どもたちが自分で解決していけるような環境を作るのが自分の仕事」とおっしゃっていました。

　そして、相馬・南相馬では、学校が 2011 年 4 月 18 日と 22 日と、比較的早期に始まったことが、子どもたちにとってとても良かったと指摘し、学校再開に向けて頑張った先生方に賞賛の言葉を送りました。

　「震災があったから人生台無しになった」ではなくて、「震災があったけれど、人生に花マルを！」と後に思えるように。そのために最大限のことをしたい、と吉田氏は言いました。PTSD（心的外傷後ストレス障害 Posttraumatic Stress Disorder）ではなくて、PTG（心的外傷後成長 Posttraumatic Growth）へと、トラウマを成長へつなげる支援を目指しています。阪神淡路大震災の経験から、PTSD は 3 年後に一番強く現れると

いいます。まだしばらくの注意が必要でしょう。

専門家の役割

　震災後、専門家が自身の役割を果たすことで地域に大きな貢献をしてきました。「放射線による人体への影響について　内部被曝を中心に」というテーマで、東大医科研所属で南相馬市立総合病院非常勤医師の坪倉正治氏にお話を伺いました。すでに触れましたが、坪倉氏は震災後に相馬市・南相馬市に支援に入り、原発事故を起こした福島第一原子力発電所から最も近くに位置する総合病院である南相馬市立総合病院で、一般診療や住民の健康管理をしていらっしゃいます。

　原発事故に関しては、原子力や医療の専門家と言われる多くの人が科学的言説で語ることをやめ、人々を混乱させないためや安心させるためという理由で政治的言説に走り、かえって大きな混乱を生じさせました。そのような中、坪倉医師は、医師として科学者として粛々と住民の健康診断を続け、内部被曝の記録を積み重ねてきました。

　南相馬市立総合病院では3台のホールボディ・カウンター（WBC）を導入して、2012年10月までに6千人の子どもや大人の内部被曝の値を測ってきました。その結果、セシウムの検出率が次第に下がっている事、それは、チェルノブイリ後のベラルーシとは比較にならないほど低い事が分かりました。坪倉氏は、1年以上にも及ぶ地道な住民の検査の結果、野山や地のものを食べないで、流通しているものを食べている限り、内部被曝のリスクはかなり低いことを証明したのです。逆に、地元の山で採れたキノコや、野生のイノシシを食べた方のセシウムは、極端に高い値を示しているといいます。

　坪倉氏は「お父さんお母さんが頑張って、子ども達に安全な食べ物を与えていた」と親たちを称賛し、「日本の食糧自給率が低いのが幸いした」とおっしゃっていました。継続して測られた具体的な数値を基にした講演は、とても説得力がありました。見えない放射線を単に怖がっているのでなく、被害を最小限にするために何をすべきかが分かり、受講者たちは納

得して聞いていました。

　坪倉氏はまた、放射線被害を避けるために、家の中に閉じこもりがちになることが、深刻な健康被害に結び付くことも警告しました。震災後は、運動不足によって高血圧、高いコレステロール、糖尿病のリスクが飛躍的に高まったとのこと。これは、どの年齢層にも当てはまるといいます。子どもでさえ、300人の学校だったら200人が送り迎えという事態になり、すぐ疲れて走れない子どももいるとのことでした。「健康リスクに関してバランスをとる必要がある」という言葉は、印象的でした。

傷ついた心を守り、育む

　アミア・ミラー氏は、「被災地支援におけるカウンセリング—アメリカ的なアプローチ」と題した話をしてくださり、「カウンセリング」の大切さを示してくれました。アミア氏は、筆者のボストンでの友人で、経営コンサルタント会社を経営しています。日本で育った経験があり、日本語も達者です。震災後、何かしたいという気持ちにかられ、2011年6月から仕事は社員に任せ、日本に移り住んで長期の復興支援に取り組んでいらっしゃいます。

　カウンセリングというと、日本では、精神的な病を持つ方々への特別な治療というイメージがありますが、アメリカでは、もっと広く「カウンセリング」が行われているといいます。結婚する時、家族や親しい人が亡くなった時、盗難や犯罪被害者になったような時、仕事や家庭生活上で問題があった時など、様々な人生の節目でカウンセリングを受ける機会があるのです。問題に直面した時、我慢しないで、自分の中でため込まずに吐き出すことが大事と考えられているからです。アミアさんのお話によって、ただ話すだけで、誰かに聞いてもらうだけで、震災後の心が癒されることもあると改めて知らされました。

　長野県の佐久総合病院医師の色平哲郎氏は、「金持ちより心持ち—すきな人とすきなところでくらし続けたい」というテーマで講演されました。色平氏は、宮澤賢治の「雨ニモ負ケズ」を模した「雨ニモ当テズ」という

詩を披露しました。この詩は、現代人が苦労を引き受けず、楽な道を進んでしまいがちなことをアイロニーとして表現したものです。そして厳しい状況の中で、たくましい人を育むことの重要性を示して下さいました。

色平氏は、長年、地域医療に従事し、常に地域のお年寄りの方々に接してこられました。山登りの時には一番足の遅い人に合わせることを紹介して頂き、一番弱い人に合わせて作り上げる社会を目指すことの大切さを教えて下さいました。

本気で動く人が変える

東京大学医科学研究所教授の上昌広氏からは「現場からの医療改革——福島浜通りでの活動を通じて」というテーマのお話をしていただきました。上氏は、震災直後に相双地区に入り、星槎グループや相馬市や南相馬市などの行政と協力して、地域医療の回復、住民の健康診断など様々な活動を行ってきました。上氏は、「復興は教育である」と話されました。地域が活性化するのは何よりも人づくり、教育であることを、データを示しながら説明して下さいました。

明治の開国の頃から、日本の権力者は教育機関を作ってきたといいます。有力者の多くいた西日本の各県では、東日本と比べて医学部・医学校数、リハビリ学校数が人口100万人に対して多くなっています。そして100万人当たりの医師数、旧帝大への進学者数、各学術的賞の受賞者なども西日本が圧倒的に多いといいます。このような現状に鑑み、復興に弾みをつけるためには、いまこそ教育に力を入れるべきと訴えていらっしゃいました。

また、上先生は「とにかく動くことが重要」ともおっしゃっていました。著書の『復興は現場から動き出す』（東洋経済新報社）では、「一人でもいいので本気でやる人が大切です。そのような人が一人いるだけで、物事はなかば成就したようなものです。覚悟がない人が大勢集まっても、何も進まない」と書いておられます。

今回、ゲスト・スピーカーになっていただいた方がすべて、「覚悟」を決めた「本気でやる人」でした。だからこそ、被災地の方々に受け入れら

れて、これまでに素晴らしい活動をされてきたのでしょう。危機の中で、当事者としての意識を持ち、できることを全力でする。これは、すべてのゲストに共通する理念と言ってもいいでしょう。

フクシマから世界へ

2011年3月11日の地震とそれに続く一連の災害は、私たちに計り知れない影響を及ぼしました。ただ、それは余りにも大きかったので、私たちは、真正面から目を向け、咀嚼して、自分の言葉で語ることが困難になっているところもあると思います。しかしこのこと、すなわち震災とその後の多くの人々の行動や実践や思想やもろもろの関わりなどは、私たち大人が、次世代を担う子どもたちにしっかりと語り継いでいかなくてはならないと思います。

何人かのゲストの方々は、「福島は忘れられている」とおっしゃっていました。確かにそういう側面もあるかもしれません。しかし、忘れるどころか、ますます深く関わりあうようになった方々も、一方でたくさんいると思います。それは国内だけでなく、海外にも広がっています。私の良く知るボストンをはじめ、世界の人がフクシマを忘れていません。

既に紹介したように、ボストンでは、南相馬のお婆さん達が作った折り紙が、多くの方々の感動を呼びました。また、ボストンでナンタケット・バスケット（ナンタケット島の伝統工芸品）の教室を主宰する八代江津子氏は「てわっさ Tewassa」（福島の方言で、手仕事という意味）という活動で、福島や石巻など被災地の方々へ思いを届けるメモリアル・キルトを作っています。その活動の輪は次第に広がり、ボストンの日本人だけでなくアメリカ人、高校生たちにまで広がっていました。

これからのフクシマがどのようになってゆくのか、誰がフクシマのために貢献しているのか、誰が復興の障壁になっているのか、あるいは責任を取るべき人が何もしていないのか、世界は注目しています。フクシマに思いを致す事、それはとりもなおさず、日本の今を思うことであり、日本の向かう方向性を構想すること、世界における日本に思いを寄せることにな

るでしょう。

　日本の向かう方向性、それは、様々な困難がある中で支援者も被支援者も、共に生きる社会へと力を合わせる歩みだと思います。そしてそれは、世界の人々とも共有しているものだといえるでしょう。

福島からの学び

　ゲスト・スピーカーのお話を通して、教員免許更新講習に参加した教員の方々には、災害の現場で子どもたちを守り、起こってしまった災害を乗り越えて生きていける力を子ども達に付けてもらうような、理念や心構えを届けることができたようでした。それは、以下のような講習後のアンケートの結果からも読み取れました。

　「今まで原発事故で心が落ち込んでいましたが、今回の講習を受講することによって、私でも何か出来ることがあるのではないかと、前に進む心が出来ました。一人ではなかなか難しいけれど、仲間と共に、目の前にいる児童の為、少しずつ前進していきたいと思います。ありがとうございました！！」（南相馬市在住、50代の教員）

　また、被災地以外の会場での受講者の方からはこのような感想も寄せて頂きました。

　「今回の講習を通して、私自身を含めて多くの人間が、いかに自分以外の身に起こった危機に対して鈍感であるのか、また記憶が風化されやすいかを痛感しました。報道だけではなかなか分からない被災者の生の体験談や、映像に触れることはもちろんですが、実際現地に足を運ぶこと、何かしらの支援活動に自ら参画すること自体が、被災した方々のためだけでなく、被災地以外に住む私たちの危機管理能力や技術を向上させる原動力となり、また『当事者意識』を育むために、大変重要であると考えました」（横浜在住、40代の教員）

この講習を真に理解して下さったと、本当に嬉しく思いました。今後も、相双地区でこのような講習会を開催していきたいと思っています。その時までに、まだ「何も変わっていない」となるのか、「変化が見られるようになった」となるのか、これからもずっと関わり続け、見ていきたいと思います。リメンバー・フクシマ（福島を忘れない）ということ。それはまた、福島と関わり続ける自分とは何か、福島を取り巻く日本、そして世界とは何か、といったことを見つめる旅にもなるでしょう。

〈参考文献・資料〉
・『公共哲学からの応答―3・11の衝撃の後で』山脇直司著　2011年　筑摩選書
・『復興は現場から動き出す』上昌広著　2012年　東洋経済新報社
・『復興は教育からはじまる―子どもたちの心のケアと共生社会に向けた取り組み』細田満和子・上昌広編　2014年　明石書店

おわりに

　まず、東日本大震災のご遺族と被災者の皆様方に心からのお悔やみとお見舞いを申し上げます。地震、そして津波の映像を目にする度に心が痛み、息が苦しくなります。

　震災があった時、2011年3月11日、私はボストンに住んでいました。日本とボストンの時差は13時間なので、真夜中に、東京に住む家族から「大きな地震があったけど、みんな無事」という電話があった時も、あまり状況を把握しておらず、とりあえずよかったと思っておりました。アメリカでは3月11日の早朝になって、東日本を襲った地震のニュースが大きく報道されました。友人や知人からは、次々に日本の家族や友人を気遣うメイルや電話が舞い込んできました。

　地震によって破壊された建物や津波に襲われる町や村の映像も映し出され、その日、私は一日パソコンの画面の前にくぎ付けでした。アメリカでもテレビ、新聞、すべての報道が、日本を襲った悲劇を嘆き、アメリカは協力する用意があるといい、日本のために祈るという論調でした。オバマ大統領は、すぐに「アメリカは日本を手助けする用意がある。私と妻のミシェルは日本の皆さんに深い哀悼の意を示します」という声明を発表し、国連の潘事務総長も、「日本はこれまで最大の援助国だったので、今回は国連がそのお返しをする」と言いました。

　そんな中ボストンの人々は、アメリカ人も日本人も、その他の国々から来た人も、被災地の人々のために、日本のために、何かできることはないかと、いろいろな活動を始めました。医療ボランティアのために日本に向かった医師や看護師もいました。ハーバード関連病院の医療者たちの中には、日本にどんな医療援助ができるか、病院経営者に働きかけているグループもありました。

　身近なところでも、幼稚園から大学院に至るまでたくさんの学校で、募金活動が行われました。地域の人々によるチャリティ・コンサートやメモ

リアル・キルトづくりも、2014年現在に至るまで継続的に行われています。

多くの人が快く募金に協力してくれました。あるエスニック料理店では、「2004年のスマトラ島沖地震では多くの日本人が助けてくれた。今度は私たちが日本を助ける番だ！」といって、レジに募金箱が置かれていました。

日本における人々のいのちを、そして健康を気遣って、世界中の人たちが行動を起こして下さっている様子を見て、私たちはグローバル社会の中に生きているのだと改めて思いました。また、人々の地域に根付くローカルな活動が、グローバルなものにつながってゆくことも鮮やかに示しているとも思いました。

本文でも書きましたが、ハーバードの哲学教授マイケル・サンデル氏は、震災直後に日本人教職員有志が開催した震災に関するシンポジウムの場で、「この震災を乗り越えて、日本はグローバル・シチズンシップにひらかれていくだろう」と言いました。震災から3年経つ今、この言葉を改めて検証してみる作業が必要でしょう。きっとその言葉通りになっているケースが随所に見受けられるのではないかと思います。

本書に書かれた筆者の経験は、多くの方のお力によって可能になったものでした。震災支援で知り合い、そのご縁で奉職することになった星槎グループ会長の宮澤保夫氏をはじめ、井上一氏、尾崎達也氏、山越康彦氏、脇屋充氏には大変お世話になりました。この場を借りて御礼申し上げます。宮澤氏をご紹介してしてくださった東京大学医科学研究所教授の上昌広氏にも、改めて感謝の意を表したいと思います。

本書では、日本と世界のポリオワクチンについても紙幅を割きましたが、ポリオワクチンというひとつの切り口からでも、日本におけるいのちや健康に関する考え方、世界での対応の仕方の違いや共通点が見えてきます。ポリオワクチンに関する情報を提供して頂き、ご意見を聞かせて頂きました「ポリオの会」の皆様、ジャーナリストの真々田弘氏、たからぎ医院院長の宝樹真理氏、ナビタスクリニック院長の久住英二氏と医師の谷本哲也氏に、この場を借りて厚く御礼を申し上げます。

患者会の皆様にも本当に多くのご示唆をいただきました。「筋痛性脳脊髄炎の会（旧：慢性疲労症候群をともに考える会）」の篠原三恵子氏、「片

マヒ自立研究会」の森山志郎氏（故人）と高橋良三氏、「ポリオの会」の小山真理子氏、「アイデア・ジャパン」の平沢保治氏と森元美代治氏と村上（八重樫）絢子氏、その他のたくさんの患者会の皆様に、心からのお礼を申し上げます。ありがとうございました。

　ボストンの友人、同僚、恩師たちにも、感謝の意を表したいと思います。スウェーデンの学会で出会った世界の社会学研究者や発達障がい関係の医療者や研究者たち、オランダで共同研究をした健康に起因するスティグマ研究者たち、香港で交流したアジア太平洋地域の健康科学の専門家たちにも、心から感謝いたします。

　福島で出会った皆様—地域の方々、医療支援の方々、教育支援の方々、除染活動の方々など—にも深く感謝いたします。相馬市長の立谷秀清氏、南相馬市長の桜井勝延氏、相馬高校校長の二本松義公氏、中村第二小学校校長の管野孝司氏、新地高校教諭の高村泰広氏、南相馬市で番場塾を主宰する番場さち子氏、南相馬市立総合病院医師の坪倉正治氏と原澤慶太郎氏、星槎大学教員で相双カウンセリング・ボランティアの西永堅氏、相馬フォロアーチームの吉田克彦氏、海外からの支援者のアミア・ミラー氏と八代江津子氏、支援者の佐久総合病院医師の色平哲郎氏、相馬市在住の市民ボランティアの但野直治氏と小幡広宣氏、震災を公共哲学から読み解く東京大学名誉教授で星槎大学教授の山脇直司氏、和太鼓で被災地を支援する和太鼓奏者の佐藤健作氏、ボランティアとともに除染を行い膨大な数のドラム缶に入った汚染土をお寺の敷地に保管する常圓寺住職の阿部光裕氏、本当にありがとうございました。

　震災直後の相馬市の病院を舞台に、生と死、責任と愛、鎮魂と再生を描いた演劇『HIKOBAE ひこばえ』の監督である塩屋俊氏にも、たくさんのことを教えていただきました。2013年6月のある夜中に原稿を書いている時、突然、塩屋氏の急逝のお知らせが入ってきました。ニューヨークの国連本部での『HIKOBAE』の上演が絶賛され、被災地も含めた全国各地で上演されている最中でした。エンターテイメントの領域から、フクシマを含む日本の社会問題を世界にむけて発信してこられた稀有な演劇人でした。心からの御礼を申し上げるとともに、深い哀悼の気持ちを捧げます。

ここにお名前をあげられなかった、これまでに出会った沢山の方々からも、ローカルなことがグローバルに繋がることを鮮烈に教えていただきました。そして、困難な課題に対して、助け合いながら活動を続けている姿を見て、共生社会の芽がいたる所に生えてきていることを感じることができました。心から感謝いたします。

　研究生活を資金面から支えてくださったハーバード公衆衛生大学院武見フェローシップ・プログラム、安倍フェローシップ・プログラム（Social Science Research Council と国際交流基金との共同事業）、三井生命厚生事業団、星槎大学にも感謝の意を表します。

　出版にあたりましては、星槎大学出版会に大変お世話になりました。改めて御礼申し上げます。

　最後に、いつも原稿の最初の読者で厳しくも有意義なコメントをくれる夫の細田徹と、世界中で色々な経験をさせてくれる二人の娘たち、翠と茜にありがとうと言いたいと思います。

大磯キャンパスで冬紅葉を愛でつつ

2014 年 12 月

細田満和子

細田満和子（ほそだ みわこ）

星槎大学副学長。1992年に東京大学文学部社会学科卒。同大学大学院で博士号（社会学）を取得し、コロンビア大学とハーバード公衆衛生大学院で研究に従事し、2012年から星槎大学共生科学部教授となる。社会学や公衆衛生学をベースに、医療・福祉・教育の現場での諸問題を当事者と共に考えている。主著書に『脳卒中を生きる意味』（青海社）、『パブリックヘルス』（明石書店）、『チーム医療とは何か』（日本看護協会出版会）、『復興は教育からはじまる』（明石書店）などがある。

星槎大学叢書1

グローカル共生社会へのヒント
―いのちと健康を守る世界の現場から―

著　者　細田満和子

発行者　中山康之

発行所　星槎大学出版会
　　　　250-0631 神奈川県足柄下郡箱根町仙石原 718-255
　　　　℡ 0460-83-8202

編　集　かまくら春秋社
発　売　248-0006 鎌倉市小町 2-14-7
　　　　℡ 0467-25-2864

2015年1月31日　初版
2017年6月5日　第2刷

© Miwako Hosoda 2015 Printed in Japan
ISBN978-4-7740-8001 C1336

星槎叢書刊行にあたって

　星槎は「人を認める・人を排除しない・仲間をつくる」という三つの約束のもとに、社会に必要とされる様々な環境を創り、その実践に向けた挑戦を続けています。

　人はお互いに補い合って生きています。しかし、ときに我々は共に生きるという大切なことが見えなくなってしまうことがあります。そうした事態を乗り越えるためには、日常の身近なことから「共に生きることを科学する」ことが求められます。具体的には、「人と人との共生」から教育・福祉・医療・心理・公共など、「人と自然との共生」から環境の持続可能性・生物多様性保全・災害への対応など、「国と国との共生」から国際関係・国際協力・安全保障などが挙げられるでしょう。

　星槎とは星のいかだです。由来は、それぞれに異なるさまざまな木を束ねて創った槎で天空の星をめざす、という中国の故事にあります。星槎叢書が、大海に槎を漕ぎ出し、より広く、より深い、知的冒険にあふれた共生実践に挑む航海者の羅針盤になることを願っています。

　二〇一五年一月

　　　　　　　　　　　　　　　　　　宮　澤　保　夫